吃出健康的智慧

来自哈佛医学院的健康新理念

第2版

康景轩 ___ 著

How to
Eat Well for
Good Health

New Health Concepts
from Harvard
Medical School

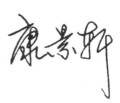

化学工业出版社

·北京·

内容简介

《吃出健康的智慧　来自哈佛医学院的健康新理念》从新冠疫情入手，讲述如何通过饮食增强免疫力，以减少病毒的侵害。随后，又讲述生活中司空见惯、看似是小问题的"上火"，从大家很容易忽视的炎症出发，从饮食这个与生活最密切相关的方面着手阐述，并辅之生活中的常见健康问答，以期为读者解释饮食改变与炎症以及多种慢性疾病发生发展的关系，从而使人们认识到最缺的营养素是什么，并掌握科学、健康的饮食理念和方法。

本书将告诉您如何通过一日三餐科学合理的饮食来实现体内营养素的平衡，降低患病风险，吃出健康长寿。

图书在版编目（CIP）数据

吃出健康的智慧：来自哈佛医学院的健康新理念 /
康景轩著 . —2版 . —北京：化学工业出版社，2021.10（2023.4重印）
ISBN 978-7-122-39610-5

Ⅰ.①吃… Ⅱ.①康… Ⅲ.①饮食营养学 - 普及读物
Ⅳ.①R155.1-49

中国版本图书馆CIP数据核字（2021）第149396号

责任编辑：李彦芳　肖志明　　　　　文字编辑：何金荣
责任校对：王鹏飞　　　　　　　　　装帧设计：史利平

出版发行：化学工业出版社
　　　　　（北京市东城区青年湖南街13号　邮政编码100011）
印　　装：大厂聚鑫印刷有限责任公司
710mm×1000mm 1/16　印张12　字数104千字
2023年4月北京第2版第5次印刷

购书咨询：010-64518888　　　　　　售后服务：010-64518899
网　　址：http://www.cip.com.cn
凡购买本书，如有缺损质量问题，本社销售中心负责调换。

定　　价：49.00元

致中国读者：

　　首先，我想说，你们很幸运可以读到一本由哈佛教授用中文写的精彩著作。

　　我与康景轩博士很熟悉，并且非常了解他的科学研究。他是一位非常杰出的科学家。当他写这本书时，与我反复、详细地讨论过这本书的内容和观点。因此，我可以肯定这本书的重要性并真诚地推荐给你们。

　　预防是最佳的医药。膳食营养是预防疾病和增强体质的重要途径，因为你吃的食物决定了你身体里的营养成分，从而影响到你对疾病的敏感性和抵抗力。在过去的一个世纪里，膳食结构和一些食物中的营养成分和含量发生了显著的改变，这与威胁生命的现代疾病，如心脏病、癌症、糖尿病和阿尔茨海默病等发病率的增高密切相关。因此，了解你食物中缺乏什么营养素和如何选择正确的食物是保证你健康的关键。这正是康博士在本书中要告诉读者的。本书涉及的三个营养素：膳食纤维、抗氧化物和 Omega-3 不饱和脂肪酸对健康非常重要。

　　康博士基于最新的研究结果，向读者提供了科学和实用的饮食建议以及健康的生活方式。我相信那些遵循他的建议的明智之人将会很大程度地提高生活品质，拥有健康长寿。

　　最后，祝你们健康！

亚历山大·利夫

医学博士
哈佛大学医学院终身教授
美国科学院院士
原哈佛医学院内科和预防医学系主任

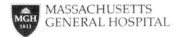
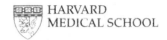
Department of Medicine
Building 149, Thirteenth Street, Room 4001
Charlestown, Massachusetts 02129-6020
Tel: 617.726.5908. Fax: 617.726.6144

Alexander Leaf, M.D.
*Jackson Professor of Clinical Medicine,
Emeritus
Harvard Medical School*

Dear Chinese readers:

First of all, I would like to say that it is your fortune to have this splendid book in Chinese written by a Harvard professor.

I have known Dr. Jing Xuan Kang, a brilliant scientist, and his research very well. He discussed the subject matter of this book with me substantially while he was writing it. So, I can vouch for the importance of this book and highly recommend it to you.

Prevention is the best medicine. Nutrition is a key approach to disease prevention and health promotion because what you eat determines your body composition, which affects your susceptibility to diseases. During the last century, dietary pattern and the nutrient content in some foods have dramatically changed. This may have contributed to the high prevalence of modern life-threatening illnesses including heart disease, cancer, diabetes and Alzheimer's. Thus, understanding what is missing in your foods and how to choose the right things to eat are important for your health. This is exactly what Dr. Kang tells you in this book, dealing with three very important nutrients: fiber, antioxidants and omega-3 fatty acids.

Armed with the latest research findings, Dr. Kang's book gives sound and explicit advice about how to eat well. I believe that those who are wise enough to follow his advice will greatly increase their chances of living a long and healthy life.

With my best wishes for a good health.

Alexander Leaf

Alexander Leaf, M.D.
Jackson Professor of Medicine, Harvard Medical School
Member of National Academy of Sciences, USA
Former Chairman of Departments of Medicine and
Preventive Medicine, Harvard Medical School

PARTNERS. HealthCare System Member

序

　　康景轩教授现任美国哈佛大学医学院脂类研究中心主任，是具有全球知名度的华裔科学家。他在 ω-3 不饱和脂肪酸营养研究领域有很高的建树，是动物脂类基因改造技术的开创者。本书是康教授专门针对中国大众而写的营养健康普及书。

　　《吃出健康的智慧　来自哈佛医学院的健康新理念》是国际前沿的研究成果与我国饮食保健的完美结合。本书以一种独特的视角，用最朴素和大众化的语言讲述目前国际医学和营养学界权威的保健知识，介绍了生活中三种常见但又常被忽视的营养之宝。它让我们记住：一日三餐，一日三"掺"，必不可少。往往知名学者所写的书都存在学术性太强、不适合阅读的遗憾之处，但这本书却非常难得地做到了两者兼顾，既保有学术的严谨和权威，又增添了阅读的乐趣，令人爱不释手。

　　这是来自著名的哈佛医学院的医学专家专门为中国人写的一本营养书，让我很感动。希望读者也能和我一样，从中获得新鲜、科学、先进、正确的营养保健知识，拥有健康人生。不生病并不等于健康，反而容易让人麻痹大意，错过补救的最佳时机，带来更大的遗憾。本书从与我们生活最为息息相关，也最容易操作的"吃"入手，帮助我们及时填补健康防护的漏洞，真正留住健康。

卫生部原副部长

中华医学会原常务副会长

清华大学医学院副院长

清华大学第二附属医院妇产中心主任

中华妇科肿瘤学会主任委员

中华妇产科学会名誉主任委员

曹泽毅　教授

康氏健康理念

让我们先来看看最近官方和研究机构公布的一些数据。

我国每天新患癌症 12000 余人，每天死亡达 7500 余人。相当于约每 7 秒就有 1 人患上癌症，约每 12 秒就有 1 人死于癌症。

我国心血管病患者将近 3 亿，其中高血压患者为 2.7 亿，各种心脏病患者约 1700 万，脑卒中患者约 700 万。

我国成人糖尿病患病率为 9.7%，患者人数 1 亿多，居世界之首。2015 年，我国有 130 万人死于糖尿病及其并发症。

我国成人肥胖人口将近 9000 万人。全国成人和儿童、青少年肥胖率在过去十年分别增加了一倍和两倍。高脂血症患者已超过 1.6 亿。

我国的阿尔茨海默病患者已超过 1000 万，在近 5 年内患病率就翻了一番。

更令人担忧的是，以上这些慢性病发病率和死亡人数还在不断增高，而且日趋年轻化。现在的生活水平提高了，卫生条件改善了，医疗水平也大幅改进了，为什么这些所谓的"现代病""富贵病"却越来越多，并且威胁到我们每一个人的健康，甚至带来生命危险？

现代人的生活方式发生了改变，尤其是饮食，这种变化悄悄地打破了我们体内的生理平衡，给我们的健康带来风险和威胁。

不良生活方式会损害我们的健康，这已经是老生常谈了。但这是为什么呢？食物对于健康仅仅起到提供能量的作用吗？现代人真正缺乏的营养素是什么？如何才能做到均衡饮食呢？这些问题都是我多年来一直思考的，也是很多人曾经问过我的。为了让更多人了解这些与健康和生命息息相关的生活真相，掌握科学、正确的健康饮食观念，我便开始了本书的写作。

为使本书能够真正走到大众的心里、为大家所用，我在写作时一直提醒自己，尽量少用学术的、晦涩难懂的语言，多用通俗、直白的表达方式，并努力把医学上看起来复杂枯燥的医学现象写得形象生动且易于理解。

"康氏健康理念"是我多年科研的结晶，也是本书内容的高度概括和归纳，以便于读者快速了解和掌握其要点。

怎样才能吃出健康呢？在我看来，首先要拥有科学的理念，并用它来指导你的饮食。为此，必须搞清楚一些关键的问题，比如：导致现在慢性疾病高发和流行的共同病理因素是什么？这些病理因素与我们现在的饮食有什么关系？如何通过科学合理的饮食来降低这些慢性疾病的发生风险？有了正确的答案，才能建立行之有效的保健对策和方法。通过 30 多年的营养医学研究，我得出了"3 个三加一"的健康理念。具体来说就是：

一、三个与现代慢性疾病相关的共同病理因素

先说病理改变。疾病的发生发展是需要一个过程的，不可能一蹴而就。不管是外源致病因素，如污染的空气、水，不合理的饮食，还是内源致病因素，如精神压力、疲劳、睡眠不足等，它们导致的疾病首先都会在体内引起一些异常的病理改变，然后再演变成有症状的疾病。因此，异常的病理改变构成了非常重要的发病基础和条件。现在常见的各种慢性病，例如心脏病、阿尔茨海默病、癌症、糖尿病等，它们之间看似并没多大关联，实际上病发前经历过的病理改变，也就是说，病症背后的本质却是一致的。我们要防治疾病，首先就必须要把这些异常的病理改变消除掉，才能真正恢复健康。

经过 30 多年的科学研究，我归纳总结出三个重要的异常病理改变是一系列现代慢性疾病的**共同发病基础**。它们分别是：慢性低度炎症、脂肪合成增多、肠道菌群紊乱。

1. 慢性低度炎症

炎症的发生原本是好的，是体内的免疫细胞清除外来的一些异物或者自身坏死细胞的防御过程。通常这个过程都是很快的，它来也匆匆，去也匆匆，体现了一种动态平衡。但是当体内产生过多促进炎症的物质，

或者是抵抗炎症的机制变弱，就会打破这种平衡。如果这种不平衡的状况持续存在，就会使得原本能速战速决的炎症防御过程变成持久战，持续的炎症反应最终演变成慢性炎症。更值得我们关注的不是由急性炎症引起的慢性炎症，而是慢性全身性低度炎症，这种炎症通常是由代谢紊乱或体内细胞"内伤"所致，一般不会表现出症状，不容易被觉察，因此它对人体健康造成的威胁是悄无声息而又极具风险的。

慢性全身性低度炎症会引起的后果：一方面，持续的炎症可能对人体内的细胞和组织造成损伤；另一方面，它产生的物质可以诱导一些病理基因的表达，从而构成了疾病发生发展所需要的物质条件和基础。比如它可以引起细胞 DNA 的损伤，诱发癌症；可以引起胰岛细胞的损伤，引发糖尿病；可以引起血管壁的损伤，造成心血管病；可以引起脑细胞的损伤，引发阿尔茨海默病。所以通常情况下，这种循序渐进的缓慢改变，犹如温水煮青蛙般，尽管看不到明显症状，但它的存在就像一根导火线，随时能引起多种慢性病的发生。因此，控制消除慢性全身性低度炎症，是防治疾病的关键。

2. 脂肪合成增多

脂类代谢在慢性炎症的发生发展中扮演重要角色，其失衡是一个比较重要的异常病理改变。在正常情况下，脂肪合成处于一种动态平衡。但是现在普遍存在的不合理饮食结构促进了脂肪迅速大量的合成，多余的脂肪可以储存在肝脏，造成脂肪肝；储存在皮下、腹部，引发肥胖症；游走到心脑血管，导致心脑血管疾病。过量的脂肪合成还往往是肿瘤细胞快速增长所需要的重要条件，为肿瘤细胞生长营造了一个合适的"温床"。因此，脂肪合成增多是第二个重要的病理改变。

3. 肠道菌群紊乱

第三个比较重要的病理改变是肠道菌群紊乱。随着研究的深入，科学家们发现肠道细菌的组成、数量和比例对疾病的发生、发展起到决定性作用。因为肠道菌群的组成和数量不仅会影响到营养素的消化和吸收，还会影响到慢性炎症反应和脂肪合成，产生很多小分子物质，通过肠黏膜进入体液中流向全身，从而改变相关病理基因的表达，影响体内的代谢平衡。譬如，肠道菌群紊乱时大量繁殖的有害菌产生内毒素进入体液循环，进一步促进慢性炎症的发展。所以肠道细菌一旦紊乱，不仅会引起肠道本身的不适，而且还会引发其他器官的生理功能改变。

慢性低度炎症、脂肪合成增多和肠道菌群紊乱是一系列慢性疾病的共同发病基础。值得注意的是，这三种病理改变均与营养素息息相关，正好应合了"病从口入"这句话。因此，这三种病理改变是连接饮食营养与疾病非常关键、敏感的中间环节。找出是哪些营养素的过量或缺乏导致这三个病理改变，又是哪些营养素可以预防纠正这些病理改变，是制订行之有效的营养干预方案来防治疾病的关键。

二、三对营养素失衡

传统的阴阳平衡原理同样适用于健康——要保持身体健康，就必须维持体内所有生理过程的平衡。人体内有很多相互制约的平衡来调控体内的生理过程，其中包括营养物质，尤其是必需营养素。我们的身体不能制造必需营养素，只能从食物中获得。如果食物里的这些营养素太多或者太少，并且如果这些营养素不能在体内达到良好比例或平衡的话，那么就会影响相关基因的正常功能，造成细胞代谢紊乱，受这些营养素调控的某些生理过程陷入失衡状态，引发病理改变，最终导致疾病。

令人担忧的是，现在普遍存在的不均衡饮食轻易就能打破这些平衡。除了受到西方饮食习惯的影响，现代饮食营养成分的变化也因外部环境的改变而与从前大有不同。

外部环境的改变主要体现为：第一，农业生产方式的改变。农耕时代使用有机肥料种植作物，而现代农业滥用化肥和杀虫剂。第二，畜牧业饲养方式的改变。农耕时代畜牧业采用放养方式并且其食物来源自然，而现代畜牧业采用圈养方式并用添加激素的人工饲料进行喂养。第三，加工食品的出现和发展。农耕时代没有加工食品，食物都是完整新鲜的，而现代加工食品无处不在，富含各种添加剂。

这三大外部环境的改变造成无用甚至有害的物质进入人体，而必需营养素被大量破坏，摄入量大幅减少。值得注意的是，这三大改变导致的食物营养素失衡与近十年来一系列慢性病发病率的飙升是正相关的，也就是说，营养素失衡对慢性病的发生发展有重要影响。

大量研究表明，这些外部环境改变造成了现代人饮食中三对营养素的失衡，分别是 ω-3 不饱和脂肪酸与 ω-6 不饱和脂肪酸的失衡、膳食纤维与糖的失衡、抗氧化物与氧化物的失衡。

1. ω-3 不饱和脂肪酸与 ω-6 不饱和脂肪酸的失衡

在脂肪酸家族里有两种很重要的必需不饱和脂肪酸，一种是 ω-6 不饱和脂肪酸，一种是 ω-3 不饱和脂肪酸，它们共同调节体内很多重要的生理和病理过程，尤其是慢性炎症反应、脂肪代谢以及肠道菌群平衡等。大量研究证明，这两种脂肪酸在很多情况下相互制约、相互调节，使身体机能达到合适的水平，以维持我们身体健康。

农业生产方式的改变、加工食品及植物油的大量使用等，造成了 ω-6 不饱和脂肪酸在食物中的过量存在和抗炎抗氧化的 ω-3 不饱和脂肪酸的严重匮乏。ω-6 不饱和脂肪酸与 ω-3 不饱和脂肪酸的失衡导致慢性炎症风险增高，脂肪合成增多，肠道菌群紊乱，因此患病的风险也就增加了。

2. 膳食纤维与糖的失衡

膳食纤维与糖的失衡也称为"粗"与"细"的失衡。"粗"是指来自蔬果等食物中的膳食纤维；"细"是指糖及加工过的淀粉类食物，如精面包、馒头和米饭等。目前，高糖饮食尤其是加工食品的流行使果糖的过量摄入成为一个非常严重的问题——它不仅引起高血糖，也会导致脂肪合成增多，促进慢性炎症和干扰肠道菌群平衡。而膳食纤维可以降低血脂血糖和调节肠道菌群。然而，现代很多人吃的蔬果太少，摄入的膳食纤维不足，反而食用过多的米面等精粮、加糖饮料以及其他甜食，从而导致了粗与细的失衡。因此，通过减少食用碳水化合物，增加膳食纤维的摄入来保持两者的平衡，也是目前非常重要的营养措施。

3. 抗氧化物与氧化物的失衡

抗氧化物主要来自蔬菜水果和没有加工过的食品，氧化物则来自加工过或受到污染的食物。过多的氧化物在体内堆积可促进炎症反应、损伤细胞。抗氧化物是氧化物的天敌，能清除氧化物，中和氧化应激的损害，保护细胞健康。加工食品和污染食品泛滥，生活压力变大，新鲜的蔬果摄入不足，这些都是导致体内氧化物过高而抗氧化物匮乏的"主犯"，最终导致慢性病的发生发展。

三、营养三宝

要解决这三对营养素的失衡问题，我建议要从饮食上做到**"三多三少"**或者**"三增三减"**：增加 ω-3 不饱和脂肪酸的摄入、增加抗氧化物的摄入和增加膳食纤维的摄入；减少 ω-6 不饱和脂肪酸的摄入、减少氧化物的摄入和减少糖的摄入。

我把现代人特别需要补充的 **ω-3 不饱和脂肪酸、膳食纤维和抗氧化物**这 3 种营养素命名为**"营养三宝"**或**"AFO 营养素"**（A 代表抗氧化物，F 代表膳食纤维，O 代表 ω-3 不饱和脂肪酸）。这三种营养素之所以重要，一是因为它们是目前大家饮食中普遍比较缺乏的营养素；二是因为它们的缺乏与慢性疾病的发生发展密切相关；三是因为这三种营养素虽然各有独特的作用，但是它们需要互相协同、互相影响，共同发挥抗病的作用。在众多的营养素里面，这三样东西尤其需要联合使用、同时补充。

四、解决问题的健康饮食原则——"青（清）水鱼原则"

为了有效增加这三种比较重要的营养素，我们必须从多方面进行努力，尤其是在农业生产、食品加工、家禽家畜喂养以及个人饮食习惯等方面进行调整，来保证这三种营养素在食品中的含量。

在饮食方面，要想同时摄入足够的"营养三宝"，我建议采用青（清）水鱼的原则。即青——要多吃青菜，尤其是绿叶蔬菜；水——要多吃水果；鱼——要多吃鱼、海鲜等海产品作为肉类的主要来源。同时要注意的是，"清水鱼"是指没有污染的水产品及其他没有污染的食物。此外，"清"还指吃的时候要尽量清淡，少吃煎炸食品，饮料方面要多喝清水、清茶，少喝软饮料。大家可以想象鱼在清水里游荡的情景——它很放松，我们也要把心情放松，就像清水里的鱼在游荡一样，保持心态平稳，并适当运动。

"康氏健康理念"可以概括为：

现代慢性疾病发病率高且年轻化，是因为很多人属于患病高风险的体质，具体表现为慢性低度炎症、脂肪合成增多和肠道菌群紊乱这三方面。

这些病理的改变与现代饮食密切相关，尤其是 ω-6 不饱和脂肪酸与 ω-3 不饱和脂肪酸的不平衡、糖与膳食纤维的不平衡、氧化物与抗氧化物的不平衡这三大失衡，是现在慢性疾病发生发展的重要因素。

要降低慢性疾病的患病风险，我们需要纠正这三对营养失衡，主要是通过增加 ω-3 不饱和脂肪酸、膳食纤维、抗氧化物这三种营养素的摄入，同时也要降低 ω-6 不饱和脂肪酸、糖、氧化物的摄入。这就是我们目前要对付慢性疾病的重要手段之一，这三方面的平衡可以通过"青（清）水鱼"的饮食原则来实现。

希望亲爱的读者能通过本书获得吃出健康的智慧和方法，更希望我们每个人身体健康！

于美国波士顿哈佛大学

致谢

本书凝聚了许多人的辛劳和智慧，没有他们的奉献和帮助，就没有本书的诞生。在此，我要向他们表示最衷心的感谢。

首先要感谢众多科学家们为营养学及预防医学做出的贡献，没有他们的科研成果，就没有本书内容的诞生。其中，我特别感谢我的恩师、美国科学院院士、哈佛大学教授亚历山大·利夫博士为现代预防医学，尤其是脂类营养学所做出的卓越贡献，以及对我本人的培养和事业发展所给予的帮助和鼓励。

非常感谢众多给予我科研经费支持的机构、组织和个人。他们的慷慨资助是我的研究得以顺利进行的重要基础。

特别感谢郑莉、谢姗芙女士，她们是本书写作的得力助手。在资料收集、整理等方面做了大量工作，并在我写作的各个阶段都提供了非常及时和很有价值的帮助。

此外，我也很感激出版社的编辑们，他们对本书的内容、编排和插图等做了大量建设性的指导和帮助。

最重要的是，我要感恩我的家人，尤其是我的太太谢雪梅。家人给予我的无尽的爱、理解、鼓励和支持，是我事业前进的基石和动力。

最后，把本书献给所有热爱健康与追求长寿的人们。

目录

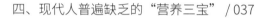

第六章　"降脂之宝"：ω-3 不饱和脂肪酸

第三部分　均衡饮食——追求"大健康"

第七章　均衡饮食的秘诀

第八章　"大健康"话题

目录

附录

第一部分 健康新解——

不能不懂的健康知识

第一章
"吃出免疫力"新解：均衡营养
是免疫力的基石

在第一章里，我想谈谈大家比较关心的饮食与疫情的关系。这里的疫情，不只限于新冠病毒肺炎，对将来其他的一些疫情也适用。为什么面对疫情时，每个人的抗病能力或患病风险都不一样？饮食在其中究竟起到怎样的作用？下面将围绕这个话题一一道来。

在过去的几十年里，不管是医学界还是大众，在谈论防病保健时基本上都集中在慢性疾病（包括糖尿病、心脑血管疾病、癌症、阿尔茨海默病等），因为这些疾病在现代的发病率确实很高，对健康和生命的危害也很大。上述慢性疾病的发生发展主要与不良的环境因素和生活方式有关，大都是因体内代谢紊乱所致的病理改变，与细菌或病毒感染没有直接的关系，所以称为非传染性疾病，因为它不会发生人与人之间的直接传染。

新冠病毒肺炎的暴发突然间改变了全社会乃至全人类防病的意识和行为。新冠病毒肺炎是由一种新的病毒引起的，它的传播力非常强。最大的问题是，其暴发时医学界对这个病毒不够了解（因为是新出现的），所以临床上并没有特效药，也没有形成非常有效的治疗方案和预防措施，由此部分患者可能会发展成重症甚至死亡。

在这样一种人人都有患病风险，患病后果又可能很重的情况下，大家都容易惊慌，并由此对人们的生活、社会秩序和世界经济等方方面面造成巨大的冲击。所以，如何降低患病风险或提高抗病能力，就成了大家最关心的问题。

一、健康饮食是免疫力的基石

1. 病原体的入侵途径

人类的疾病可以简单分成两大类，一类叫感染性疾病，另一类叫非感染性疾病。

感染性疾病，是由外界一些病原体（致病的微生物或寄生虫）进入体内以后引起的疾病，如新冠病毒肺炎、严重急性呼吸综合征（SARS）、流感、肺结核、病毒性肝炎、艾滋病、疟疾等。

非感染性疾病，指不是直接由病原体引起的疾病，包括慢性疾病、遗传性疾病、外伤等。

我们在这里主要讲解感染性疾病的发生发展。外界的病原体主要包括病毒、细菌、真菌、寄生虫等。它们要引起人体发病，首先要能从体外进入体内。进入体内后，它们需要在人体细胞内利用体内环境来繁殖、复制。在这个过程中，这些病原体在细胞内的数量会不断增多，同时还会释放一些毒素类物质，导致人体细胞的破坏或死亡。更重要的是，这些病原体作为外来物质可引起人体免疫系统的炎症反应。这一系列的过程就会带来相应的病理改变，出现在不同的器官就会呈现出不同的临床症状。

不同的病原体进入人体的途径不同，相应的疾病传播途径也存在差异。有一些感染性疾病，例如伤口的细菌感染，不会发生人与人之间的传播；具有传播性的感染性疾病，像新冠病毒肺炎、流感、艾滋病、乙肝等，都可以人传人。如新冠病毒肺炎和流感主要通过飞沫和接触传播，而艾滋病和乙肝即主要通过血液和性传播。具有传播性的感染性疾病的传播途径不一样，其传染性也就不一样。一般来讲，传播性强而又比较难防的，就像病毒性呼吸道传染病（如新冠病毒肺炎、SARS、流感等），通过接触或吸入带有病毒的飞沫都有可能感染。

简单地说，病原体的感染就是它们从外界入侵人体细胞内的过程，这是病原体引起我们人体发病的前提。每种病原体往往有其特定要感染的器官或细胞（即不同的病原体所感染或入侵的器官或细胞是不同的）。比如说新冠病毒，它感染的是肺部，首先要通过人体的上呼吸道，包括鼻腔和咽喉部，经过气管、支气管，到达肺泡，然后进入呼吸道和肺组织的各种细胞内。这个感染过程的难易可直接影响到病原体致病的发生发展（是否发病及病情的轻重）。也就是说，病原体越容易入侵其要感染的细胞，最终进入细胞内的病原体就会越多，发病概率就越大，病情越重。

2. 人体免疫系统的第一道防线

人体用哪些屏障来阻止病原体入侵呢？其实，人体有一道非常严密的、防止外界病原体入侵的屏障，它构建了我们人体免疫系统的第一道防线（天然免疫力的重要组成部分）。这道屏障如同一个国家的国境边防线，为了抵御敌人入侵，在国境边防线上设置围墙、铁丝网、哨所以及各种监测系统等。只有保持这些设置的严密和完善，才能发挥防御作用。**人体的第一道免疫屏障包括覆盖人体表面的皮肤以及衬附在与外界相通的通道系统（如呼吸道、消化道、泌尿生殖道）的黏膜及其特殊结构和分泌物。**

表皮的最外层是角质层，主要由多层扁平的角质形成细胞组成。相邻细胞之间的紧密连接形成了大多数传染源不可渗透的物理屏障（一般在没有损伤的情况下，病原体是不能穿透而过的）。另外，与毛囊相关的皮脂腺产生大量的脂肪酸，从而形成了对微生物不利的酸性环境。

人的呼吸道由鼻、咽、喉、气管和支气管组成。从鼻开始，由毛发和黏液组成的粗过滤器会阻塞超过一定尺寸限制的物质进入。结合快速的打喷嚏反射，潜在危险或过敏性物质将立即从呼吸道中清除或被粘在黏液中。覆盖气管内部的上皮细胞排列非常紧密有序，长有纤毛，并分泌黏液（在其表面形成黏液层）。黏液层可黏附、隔离外来的病原体以防止它们与上皮细胞直接接触。黏液层还包含杀死病原体或抑制其生长的物质，其中最丰富的是被称为防御素的抗菌肽。可见，黏液不仅构成阻隔病原体的物理陷阱，而且具有抗生素特性。

上皮细胞的纤毛是细胞表面的延伸，具有向前和向后摆动的能力，因此可以使黏膜清除黏液、灰尘和可能的入侵微生物。

人体消化道由口腔、咽、食管、胃、小肠和大肠组成。从口腔开始，大量分泌出来的唾液里含有多种能够抑制和破坏微生物病原体的物质，如溶菌酶。胃肠道中的胃酸和消化酶，例如胰酶和肽酶，它们会破坏微生物病原体。肠道中的脂肪酸和胆汁酸、转铁蛋白、乳铁蛋白和纤连蛋白等，也可以控制病原微生物的生长及其通过黏膜的入侵。肠道黏膜具有与上述呼吸道黏膜类似的结构和功能，包括有可摆动的纤毛和分泌含抗微生物肽的黏液。此外，肠道正常宿主菌群可以通过分泌有毒物质或与病原菌争夺营养或附着在细胞表面上而阻止病原菌的定居。

3. 如何构建良好的免疫屏障

皮肤和黏膜上皮（包括在肺和肠壁表面上的）为人体内和外界之间提供了有效的免疫屏障。因为这道屏障功能的好坏可以影响到病原体能不能够进入我们的细胞内或进来的多与少，所以最终会影响到病情的发生发展。 比如，若一个人的表皮和黏膜非常完整和健康，上述各种防御病菌入侵的功能都很强，而另一个人的表皮和黏膜却残缺不全，防御功能低劣，两者在抗病原体感染的能力或患病风险的差异即可想而知。那么，为什么有些人的表皮和黏膜的结构和功能很好，而有些人的却很差呢？

每个人的先天基因差异会有一定的影响。但是，最主要的影响因素还是我们后天的营养状况，也就是饮食状况。

为什么呢？因为我们体内这些细胞不是一成不变的，而是处于动态改变、不断自我更新的状态，比如说，皮肤表层的角质形成细胞约每 10 天就更新一批；呼吸道黏膜的上皮细胞大概 30 ～ 50 天就要换一次；肠道黏膜的上皮细胞换得更快，约 3 ～ 5 天就会更新一代。由此可见，要维持这么多细胞这么快地更新和修复，需要大量的各种物质材料。那么，这些材料是什么？从哪里来呢？其实，这些材料就是通过我们的饮食补充的各种营养素，包括蛋白质、脂肪、糖类、维生素、微量元素等。如果细胞所需的各种营养素供应充分，皮肤和黏膜的细胞就会很健康、结构完整、相互连接紧密，并能生产和释放足量的抗病原体的物质，有效地控制病原体的入侵。相反，如果营养素供应不足或失衡，上皮细胞就会不够健全甚或出现缺损，表皮及黏膜的完整性就会受到破坏，同时抗菌物质的分泌也不足，以致受感染发病的风险大大增加。

因此，**长期保持一个丰富、均衡和充足的营养素摄入以提供细胞生长和修复所需的各种物质，是构建和维持一个良好的免疫防御系统的重要保证。**同时，要避免或减少摄入那些可能有损细胞结构和功能的物质，如吸烟、食用富含氧化物的食品和摄入有毒性的物质等。总之，**有合理的营养才有健康的细胞，有健康的细胞才有良好的免疫力。**

二、健康饮食能有效控制炎症反应

1. 病原体入侵会引发的问题

营养饮食对构建和维持人体有效的免疫屏障至关重要。

病原体（比如说病毒）一旦突破屏障进入人体细胞之后，会引发什么样的问题？

我用新冠病毒作为例子来说明。新冠病毒进入人体的肺部之后，首先同肺部细胞表面的一种蛋白结合，然后进入细胞里面。当然不同的病毒进入细胞的方式不一样，不是所有的病毒都要经过这样的过程。病毒进入人体细胞之后，即利用细胞里面的条件来快速进行繁殖复制，制造更多的病毒。然后这些病毒又可以出来再感染周边的肺细胞，让病毒越来越多，被感染的细胞也会越来越多。因为有病毒的存在，以及被感染细胞的坏死，这两者可以触发人体免疫系统的细胞反应，也即炎症反应。

正常情况下，在肺部有一种免疫细胞叫巨噬细胞，也叫吞噬细胞，它能够识别外来的微生物或者坏死的细胞，然后把这些外来物或者细胞残体吞噬清除掉。这就像巡逻的警察发现有坏人或者犯罪的人，就会把他们抓起来一样。这些巨噬细胞吞噬了病毒或坏死细胞之后，会释放一些细胞因子（也叫炎症因子），就像发出一些信号一样，可以诱导其他的免疫细胞，比如说在血管里面的白细胞，穿过血管跑到被感染的地方来，这就像巡逻的警察发现有很多的犯罪分子后，打电话通知更多的警察或者武警来到现场援助一样。同时，吞噬细胞释放的细胞因子还会使肺部的血管扩张充血、通透性增加，继而造成一些微血管微漏，血管中的液体就会渗出到组织。如果炎症因子不断地产生并释放出来，就会造成越来越多的白细胞堆积、更多的血液成分渗出，在局部就会形成肿胀，伴有很多细胞死亡，这就是急性的炎症反应。如果是发生在体表的话，就是红、肿、热、痛的表现。但是，发生在肺部，我们就难以直接看到，但由于炎症因子在体内不断增多，患者可能会出现发热、肌肉酸痛等症状。

接下来肺部又会出现什么样的改变呢？大家可能都听说过新冠病毒肺炎患者的胸部 X 射线片或 CT 影像结果，严重患者的肺部区域变白，甚至有些被称为"白肺"了。这是什么原因呢？对于正常的肺，肺泡里面是充气的、是气体交换的地方，所以应该是比较空的，在做 X 射线或是 CT 影像检测时，看到的就是黑色的。但是，因为上述炎性液体的渗出及炎症细胞的大量堆积，肺泡就从空的变成实的了，影像结果看到的就是白的。到了这种状况，就会出现一个非常严重的后果，也就是影响了肺部的结构和功能。由于肺泡本来是用来换气的，现在被炎性渗出物充满之后，没有空间了，气体也就不能交换了，这就是血氧浓度下降的原因。患者在这个时候就会出现呼吸困难等严重症状，这也就是急性炎症反应加剧后的结果。

随着肺部炎症的加剧，尤其是出现"炎症因子风暴"（血液及肺中突然出现大量的炎症因子）时，还会诱发全身性的病理改变，包括心、脑、肝、肾等多器官的病变或衰竭，甚至血液中可能出现血凝程度增高而致血栓形成等一系列危及生命的病变。可见，肺部炎症的严重程度是新冠病毒肺炎患者病程的决定因素。**炎症反应的轻与重，发展的快与慢（可控与不可控），直接影响到患者的病情以及其存活率。因此，**

控制肺部及全身性的炎症反应是治疗新冠病毒肺炎的关键。

在这里需要说明一下，急性炎症反应本来是人体为了清除病毒等外来物质的一种防御机制，适度的炎症反应是有助于控制感染的。如果将人体比喻为一个国家，当遇到新冠病毒这个"外敌"入侵时，其现役国防力量——体内的吞噬细胞就像边防部队军打前锋保卫战一样，把入侵的病毒"外敌"围剿歼灭，并快速地清除病毒和死亡的细胞。如果能做到速战速决，而不需要动用其他武器力量开展大规模的杀伤性战争，那么战斗就会很快胜利结束。也就是说，炎症反应就会适时而止，就不会引发后续更大的不良反应。因此，我们需要关注的是如何控制过激过久的炎症反应。

2. 影响炎症反应的因素

在临床上，尽管有些患者感染的程度都差不多，但他们在病理、预后方面会有很大的差异，有些新冠病毒肺炎患者症状很轻，有些却很重，有一些没办法控制，很快就会死亡了。这些都与炎症反应的状况有关。那么，什么因素可以影响到炎症反应的程度呢？

如果把新冠病毒在肺部引发炎症的过程做一个比喻，这个炎症反应像是病毒在人体的肺部点燃了一场火：新冠病毒为零星的火花（火种），人体肺部相当于一个"火盆"。如果火种下面是一堆木头，周边放了很多易燃物或"助燃剂"（促炎物质），当火种烧起来后，就可以迅速点燃周围的物品，火势（炎症）立即变大。但如果是同样大的火种，被放在水泥板上，周围不但没有易燃物，而且有"灭火剂"（抗炎物质），那么这个火种烧着烧着，自己就灭了，火势也不会扩大。所以，这个例子表明炎症反应的环境或者物质条件（促炎物质与抗炎物质的比例）会决定炎症反应的程度。

那么，促炎的身体条件和物质基础有哪些？

一是炎症细胞表达炎症因子的活跃程度，与基因表达有关。有些人的炎症基因表达特别活跃。例如合并糖尿病、心血管疾病或癌症等基础疾病的患者，其炎症细胞表达的炎症因子特别高。也就是说，这些患者体内的"易燃物"多，更容易在新冠病毒入侵时快速恶化，甚至死亡。

二是可以调控体内炎症反应的脂肪酸。在我们人体的细胞内，有两类脂肪酸可以直接参与炎症反应调节。一类是 ω-6 不饱和脂肪酸，它来自很多植物油或一些动物肉类，它的代谢产物可促进炎症的发生、发展，相当于引起身体"失火"的助燃物。另一类叫 ω-3 不饱和脂肪酸，它主要来自海产品和绿色蔬菜，像水或灭火剂一样，能缓解并抑制炎症。所以这两类脂肪酸在体内是一个通过互相对抗实现平衡的关系，从而控制着人体内的炎症反应。当人体内这两类脂肪酸出现很大的失衡时，比如说 ω-6 不饱和脂肪酸远远多于 ω-3 不饱和脂肪酸的情况下（其实，目前很多人都是这种情况），就会促进炎症的反应。

三是氧化应激产生的自由基，就是体内的过氧化物。病毒感染引起细胞死亡，就会产生很多自由基。自由基可以促进炎症细胞合成或者释放炎症因子，反过来炎症又可以促进自由基的增多，形成一个恶性循环。所以，如果人体内已经处于一种高度的应激状态或高压状态，炎症就会更严重。

四是肠道菌群失调。正常情况下，肠道微生态中优势菌群的结构和功能可保持动态平衡。当在病重或在应激的情况下，尤其在感染的情况下，条件致病菌增多并产生一种内毒素叫脂多糖（LPS），并常伴有肠道黏膜的通透性增加。于是，内毒素可以穿过肠黏膜进入血中，然后促进体内免疫细胞产生和释放大量的炎症因子，就会加重肺部炎症反应。

3. 降低发病风险的健康饮食原则

各种影响炎症反应的因素，在每个人体内的状况都可能不一样，这就是患者在炎症病情上会有很大差异的原因。针对这些因素，健康人群和患者在饮食上都应遵循如下相应的强化原则，以降低发病或重症风险。

（1）平衡体内 ω-6 不饱和脂肪酸与 ω-3 不饱和脂肪酸的比例（增加 ω-3 不饱和脂肪酸的摄入，同时控制 ω-6 不饱和脂肪酸的摄入及其代谢），以降低促炎因子而增加抗炎因子的生成。

（2）增加抗氧化物摄入以中和自由基，切断其与炎症反应的恶性循环。

（3）补充益生菌和益生元来促进肠道菌群平衡、减少内毒素形成及其进入血中。

以上这些饮食方案，不但有利于控制急性炎症的反应，还可以帮助患者加快急性炎症的消退，避免转成迁延的慢性炎症及后遗症。

简言之，面对疫情，公众除了严格执行杜绝接触和传播病毒的措施（包括居家隔离、戴口罩、洗手等）外，**还要通过适当的营养饮食（包括运动、睡眠）尽量将身体调节到一个良好的状态。一方面，要建立好的免疫力，也就是防止"火种"的出现和蔓延；另一方面，要控制好炎症反应，减少"易燃物"，把炎症反应压到最低**。这样，可使重病变成轻症，轻症可能变成不发病，从而降低患病风险，保持健康。

○ 健康指南

疫情期间，如何吃才能增强免疫力？

所谓免疫力，简单地说，就是人体的抗病能力。通常是指人体防御病原微生物入侵，以及消灭、清除已入侵的外来物和自身变异的细胞（如死亡的细胞和癌细胞等）的能力。人体免疫系统主要由物理屏障和免疫器官／细胞两大板块构成（按免疫学分为天然性免疫和获得性免疫）。免疫细胞有很多种，分布在身体不同的地方，执行不同的功能。可见，免疫系统是人体一个较为复杂的体系。免疫力受很多因素影响，包括饮食、运动、睡眠、情绪等。

面对疫情，很多人都想通过吃某一种食物或补品就可以提高免疫力，这是不现实的。要增强免疫力，在饮食上需要长期摄取全面、均衡的营养素以维护免疫系统结构和功能所需的各种物质，而不是在短期内单靠某一种食物就能轻易实现的。

　　疫情期间，我建议的饮食原则是，保持一个健康的饮食习惯，再结合每个人的特殊情况或患者的病情给予适当的营养素补充。总体原则包括：

　　（1）足能量、全营养、高蛋白，即保证每天有足够能量的摄入，食物要多样化，适当增加含优质蛋白的食物的摄入，如蛋、鱼、鸡肉等。

　　（2）多吃各种蔬菜尤其是绿叶蔬菜及蘑菇。

　　（3）多吃富含维生素C和抗氧化物的水果，比如橙子、蓝莓、猕猴桃等。

　　（4）尽量吃得清淡一点，少吃煎炸和加工食品。

　　（5）多吃富含ω-3不饱和脂肪酸的食品，少吃富含ω-6不饱和脂肪酸的食品(具体见第六章)。

　　（6）多喝茶，多饮水，少喝加糖的软饮料。

　　（7）适当补充一些维生素和微量元素等，比如维生素C、维生素D、锌、ω-3不饱和脂肪酸、益生菌等。

○ 健康问答

问题1：哪些迹象或征兆表明免疫力低下？

　　如果发现自己经常生病、感到疲倦或有其他无法解决的健康问题，则可能意味着免疫系统被削弱了。以下几点是比较常见的免疫功能减弱的迹象。

　　1.经常感冒

　　成年人每年感冒2～3次是完全正常的。大多数人会在 7 ~ 10 天内恢复正常。但是，如果经常感冒，反反复复，而且每次经历的时间比较长，这显然是免疫系统不给力了。

2. 经常感染

如果人体经常与感染做斗争，表现为下列的情况：

（1）一年内有四次以上的耳朵感染；

（2）一年内两次患上肺炎；

（3）一年内患三次以上的细菌性鼻窦炎；

（4）每年需要用超过两个疗程的抗生素。

那么，免疫系统可能是向人发出了危险信号。

3. 伤口愈合缓慢

伤口愈合过程取决于健康的免疫细胞。如果人的免疫系统反应迟钝，则皮肤无法再生，伤口会难以愈合。

4. 胃肠道问题多

如果经常出现腹泻、胃胀、食欲减退、恶心或便秘等症状，则可能表明人体的免疫系统受损。这些可能与肠道菌群失调有关。居住在肠道里的有益细菌可保护肠道免受感染并支持免疫系统。当这些有益的肠道细菌含量降低，即有出现肠道感染、慢性炎症的危险。

5. 长期高压紧张

很多人都有过这样的经历，当赶做一个大项目或遇到情绪问题后，往往会生病。这是因为压力会减少人体的淋巴细胞（即有助于抵抗感染的白细胞）。淋巴细胞水平越低，患普通感冒等病毒感染的风险就越高。

6. 经常感到疲倦

如果人在保证足够的睡眠后仍然筋疲力尽，则应考虑一下免疫系统是否在发出警告。

问题 2：增强免疫功能的方法有哪些？

建立健康的生活方式和卫生习惯是保护和增强免疫力的基石，具体包括：

- 均衡饮食。
- 保证足够的睡眠。
- 经常锻炼。
- 保持良好的个人卫生。
- 接种必要的疫苗。
- 保持健康的体重。
- 不要吸烟。
- 尽量减少压力。

免疫系统是保持健康的关键，因此，保护人体的免疫系统就是保护健康。

○ 本章要点

1. 覆盖人体表面的皮肤以及衬附在与外界相通的通道系统（如呼吸道、消化道）的黏膜是防御外界病原体入侵的重要屏障，是人体免疫系统的第一道防线（天然免疫力的组成部分）。

2. 病原体入侵人体细胞后引发的炎症反应，是一种免疫防御机制，但也是感染性疾病的基本病理（发病的基础）。

3. 炎症反应的轻与重，直接影响到患者的病情及恢复。炎症反应通常受体内"促炎物质"和"抗炎物质"的双向调节，这些控炎物质的来源和在体内的转化受饮食的影响。

4. 我们可以通过合理的营养饮食来增加体内消炎因子 / 物质的生成（如 ω-3 不饱和脂肪酸、抗氧化物等），降低促炎因子 / 物质的来源（如 ω-6 不饱和脂肪酸、自由基氧化物、内毒素等），以控制炎症的反应。

第二章
"上火" 新解：炎症是许多疾病之源

可能很多人都有过口角生疮、口腔溃疡的"上火"经历，大多数人对此都不以为然。然而千万不能忽视这些小毛病，小毛病往往隐藏着大问题。

"上火"往往是体内有炎症的表现。美国国立卫生研究院（NIH）最新研究证实，身体长期处于"发炎"状态是许多疾病发生的重要诱因之一，包括癌症、脑卒中、冠心病、糖尿病和阿尔茨海默病等（图2-1）。

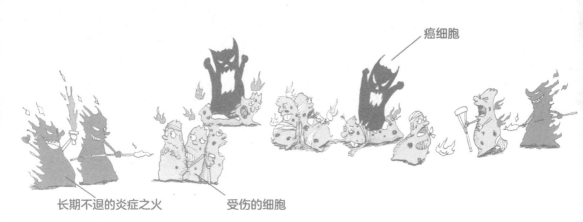

图 2-1　炎症之"火"与癌细胞蠢蠢欲动

一、为什么你总是"上火"？

无论是在哈佛医学院的课堂里，还是在国内的医学会议上，常常有人问到我关于"上火"的问题："上火"到底有没有科学根据？如果没有，为什么许多人都有过"嘴里起疱、咽喉肿痛、皮肤干燥、脸上长痘、痔疮便秘"等"上火"的经历？如果有，科学依据又是什么？

这是一个很有中国特色的问题，但并不代表只有中国人会"上火"。事实上，"上火"症状在外国人身上也会见到。只不过"上火"是中医对多种症状的一个模糊、笼统的说法，难以从现代医学中找到一个完全对应的称呼，但仔细比较后就会发现，中西医关于"上火"的认识并不是完全对立，而是相通的。

从现代医学的角度看，中医里的"上火"与西医所讲的炎症有着密不可分的关系。

（1）从字面上看，汉字的"炎"字是"火上加火"，离不开"火"；英文中inflammation（炎症）的动词形式inflame（发炎），本义为"燃烧"，也必须有"火"；而inflame又来源于flame，即"火焰"之意。由此可见，发炎与"上火"都与"火"有关。

（2）"上火"的直接原因通常是由于体内的自由基过多，而炎症是自由基突然增多的主要原因之一。炎症是引起"上火"的重要原因之一。

（3）"上火"的症状多表现为溃疡、疖肿和脓疱，出现红、肿、热、痛，这与西医鼻祖希波克拉底对炎症的定义——

"发红、灼烧、疼痛及肿胀"也是一致的。因为炎症其实是人体的一种防御反应，当致病因子从外界入侵或在体内产生时，体内的免疫系统将会发动免疫细胞到现场清除这些"不速之客"，从而出现红、肿、热、痛等炎症症状。

（4）最重要的是，"上火"和炎症的发生有一个共同原因，那就是各种细菌和病毒的入侵，或者是毒素在体内积存过多，或者吃进去过多含有自由基的食物，从而引起机体的基本构成单位——细胞受到损伤。

二、无形的致命"内伤"

万事皆有因，生病也不例外。追溯各类疾病产生的根源，身体内部肉眼看不到的细胞和 DNA 分子（传递人类基因的物质）受到致病因子的伤害就是引起我们生病的初始原因，这种伤害也被称为"内伤"。即使身体内部的细胞完好无损，倘若它周围的微环境发生了紊乱，失去了平衡，也就等于受到了"内伤"。相比身体外部受到的刀伤、撞伤等"外伤"而言，身体内部的细胞和 DNA 分子所受到的"内伤"要更为隐秘和致命。

不过，人体的结构也非常奇妙。人体的免疫系统犹如一张精心布置的"防护网"，再微小、再隐秘的部位受到伤害，这张网都会灵敏地发出警报，那些具有修护、免疫功能的细胞（例如白细胞）就会像警察一样迅速出动，清除致病因子和受到损伤的细胞。这个过程就表现为身体的炎症反应。

如果免疫警察能够迅速将致病因子拿下，使战斗速战速决，炎症就会很快消失，身体也会重获平静。倘若"战斗"

一拖再拖，出现免疫警察和致病因子双方僵持对峙的局面，身体的炎症就会迟迟不消，从急性转为慢性。而这绝不是什么好现象。

三、慢性炎症引发致命病

1. 慢性炎症

其实，炎症在我们每个人的身上都多少存在，只是程度不同而已。也就是说，人体会经常出现炎症反应，只不过有些反应还没有变成病症让我们感受到，有些反应则已经表现出关节炎、支气管炎、肾炎、肺炎、咽喉炎等外在症状。炎症程度的高低由很多因素决定，自由基就与炎症关系密切。如果体内自由基的含量过高，就会加剧炎症的反应；反过来，炎症也会促进自由基的大量产生。即炎症和自由基可以相互促进，形成恶性循环。

实际上，炎症本身是有益的，它其实是一个防御的过程。如果机体不再出现炎症，就意味着失去了免疫力，像艾滋病患者一样无法对抗外来的细菌、病毒，从而可能出现感染，甚至死亡。但是，如果炎症持续的时间过长，性质就不一样了。也就是说，炎症如果该攻不攻，则会出现免疫缺陷；反之该退不退，则会出现慢性炎症。更值得我们关注的不是由急性炎症引起的慢性炎症，而是慢性全身性低度炎症，这种炎症通常是由代谢紊乱或体内细胞"内伤"所致，一般不会表现出症状，故不容易被觉察，因此它对人体健康造成的威胁是悄无声息而又极具风险的。大量研究证明，**低度的慢性炎症是现代慢性病发生发展的共性病理基础。**

　　长期不消的慢性炎症（包括全身性低度炎症）不仅会对我们体内的细胞和组织造成持续性的损伤，而且还可诱导一些病理基因的表达，从而诱发各种疾病，如关节炎、肾炎、肺炎、癌症、脑卒中、冠心病、糖尿病以及阿尔茨海默病等疾病（图 2-2）。**所以，慢性炎症被认为是多种致命性疾病的罪魁祸首。**

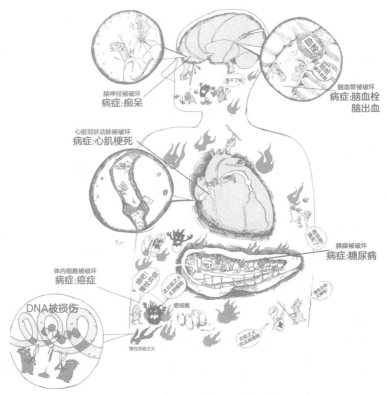

图 2-2　炎症导致不同的疾病

　　以人类健康的"头号杀手"——冠心病为例，它的发生就可能源于慢性炎症。如果把人体看作一台精密的机器，心脏就是这台机器的总发动机，它的每一次搏动都在为各个部件的正常运作提供动力。而心脏的动力就来自与它紧紧相连的"冠状动脉"血管。

不过，这根血管非常脆弱，尤其是它的内膜，最容易受到"内伤"。一旦被致病因子破坏，这层膜就会像年久失修的木地板一样翘起、开裂，不再光滑平整。倘若没能及时控制，地板就会日趋恶化，惨不忍睹。表现在我们的身体上，就是血管内膜损伤和炎症恶性循环，最终转化为慢性炎症。

当血管内壁出现了"翘皮"和"裂缝"时，血液中的有害物质（例如"坏胆固醇"——低密度脂蛋白胆固醇）就会在破损处越积越多，形成血栓，阻碍血液的正常流动。同时，在慢性炎症的刺激下，血管还会逐渐变硬、变脆、变窄，使得血液的流动更不顺畅。这样，随着时间一天天过去，血液流动的速度也在一天天减缓，供应心脏养分的血流逐渐显得不足，人体的总发动机——心脏得到的动力越来越少，工作起来越来越艰难。

终于有一天，血栓完全挡住了血流的前进之路，血液流不过去了，心脏完全失去了搏动的动力，这就出现了心肌梗死。这一过程表现为隐性心脏病→心绞痛→心肌梗死→心肌硬化。更危险的是，心肌梗死可能导致心律失常。要知道，心律失常有可能导致心源性猝死，在一瞬间夺走人们的生命。如果类似的情况发生在脑部血管，导致脑部缺血，或者血液冲破脆弱血管的束缚出现脑出血，脑卒中的发作就在所难免了。

癌症、阿尔茨海默病和糖尿病的发生，也很有可能是细胞或 DNA 分子受到"内伤"后，免疫警察反应过激，无法迅速结束战斗，使得炎症长期不消而致。

（1）人体细胞里的DNA分子在炎症、毒素、放射线等致病因子的刺激下受损，致使炎症和新的"内伤"不断，最终形成慢性炎症，并逐渐引发受损细胞癌变，异化成增殖能力惊人的癌细胞，导致癌症的发生。

（2）大脑里，神经细胞受到致病因子的攻击而受损，无法完全修复，进而形成慢性炎症，继续破坏神经细胞的完整结构，使之失去原有功能，造成记忆和智商的低下。

（3）如果胰腺里的胰岛细胞长期处于"发炎"或受伤状态，就会难以长大或过早坏死，致使胰腺无法分泌胰岛素，丧失对血糖的调节能力，最终引发1型糖尿病；如果是肌肉和脂肪组织长期受到炎症因子的刺激，会使这些组织细胞降低甚至丧失对胰岛素的敏感性，从而导致2型糖尿病。

可见，炎症的"孩子"不仅可能叫癌症（图2-3），还

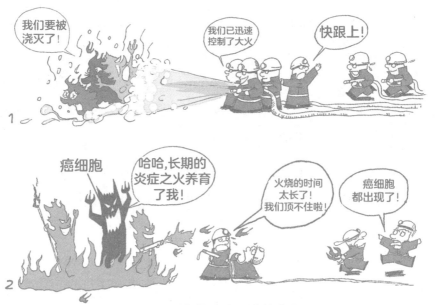

图2-3　长期炎症引发的癌症

可能叫冠心病、脑卒中、阿尔茨海默病或糖尿病。可怕的不是炎症，而是它所引起的那些可能夺人生命的疾病。只要我们能听懂身体的警报，并及时进行调整，就不会给这些可怕的疾病留下可乘之机。

2. 如何避免慢性炎症

体内有损伤的地方几乎都有炎症，有炎症的地方都有"内伤"，只是程度和持续时间不同而已。两者相互交织且持续存在，是许多疾病发生发展的重要途径。所以，在防病治病上，既要防止"内伤"，又要控制炎症反应。

那么，我们应该怎么做呢？一方面，控制那些容易诱发炎症的细菌、病毒和毒素等致病因子进入体内，从而减少"内伤"的发生。另一方面，建立良好的生活方式和健康的饮食习惯，以改善体质，调整免疫警察的进攻节奏，使之当攻则攻，当退则退，使炎症反应速战速决。同时，通过调节体内与炎症反应有关的营养物质的含量及代谢，消除慢性炎症发生及存在的因素。

实际上，这两方面常常是融合在一起的。减少了身体内部与致病因子的接触，不但"内伤"减少了，炎症反应也会逐渐得到调整，变得"火力"适中。而免疫系统正常了，对致病因子的攻击也能够速战速决，"内伤"也就很容易治愈了。"内伤"消失了，细胞健康了，身体自然就百病不侵了。

其实，减少致病因子和调节炎症在我们的身体上有一个共同的"通道"，那就是我们的口腔，因为不但"病"从口入，能够减弱炎症反应、调节免疫警察进攻节奏的物质也要从口入。

○ 健康指南

如何远离"发炎"?

诱发炎症(尤其是慢性低度炎症)的因素很多。一般来说,除了避免细菌、病毒等病原微生物感染外,如果我们能做到以下几点,可大大降低慢性炎症发生的风险。

1. 戒烟

因为吸烟会在肺部和支气管产生大量的自由基,所以戒烟有助于抑制炎症的发生。

2. 饮食

多吃新鲜的水果和蔬菜等食物,增加抗氧化物,也能对付自由基、抑制炎症的发展。还应该减少饮食中饱和脂肪酸、反式脂肪酸和 ω-6 不饱和脂肪酸的摄入,因为它们能够促进炎症的发生。相反, ω-3 不饱和脂肪酸则能够抗击炎症,应该适当补充。同时还应减少高热量食物(尤其是高糖食品)的摄取,它们也会对炎症的产生有间接影响,因为过多的热量会积聚过多的脂肪,而脂肪过多(肥胖)就容易出现炎症。多吃膳食纤维丰富的主食,以防肠道菌群紊乱,从而降低炎症发生的风险;另外,少吃煎、炸、烤的食品,因其富含促炎的自由基或过氧化物。不要过量饮酒,因酒精过量可致内伤,诱发炎症(了解更多关于 ω-3 不饱和脂肪酸 、抗氧化物、膳食纤维的介绍,请参看本书相关章节）。

3. 运动

一定的运动能够调节身体的免疫，所以营养与运动永远都是连在一起、相辅相成、互相促进的（了解更多关于运动的介绍，请参看本书第八章中"健康问答"问题1）。

4. 睡眠

长期失眠或睡眠不足也可导致体内激素分泌和代谢失常，促进自由基及炎症因子的形成。所以，充足良好的睡眠可提高免疫力及降低慢性炎症的风险。

5. 减压

长期精神紧张、压力过大、情绪不稳定也可影响体内的自由基及炎症因子的生成，保持轻松愉快的精神状态有助于抑制炎症的发生。

6. 避免有毒化学物质及放射性物质的辐射

有毒的化学物质及放射性物质在体表或进入体内都可引起细胞损伤，诱发炎症，所以应时时防备，避免接触这些物质。

7. 用药

预防炎症还可以服药。过去，只把阿司匹林作为消炎药，生病的时候才去服用。但现在，对于老年人、曾经患有心脏病或患心脏病风险较高的人，医生都会推荐他们服用小剂量的阿司匹林。但不能大剂量地使用，否则会引起肠胃不适，胃溃疡及胃出血，或对肝、肾有所影响。

除此之外，还有很多具有消炎功能的药物（如抗生素），但这些临床药物并不能作为预防用药，只能用于细菌感染，非感染情况下不要滥用抗生素。

○ 健康问答

问题 1 : 凉茶为什么能 "降火"？

大量的自由基是引起 "上火" 的直接原因，而凉茶中所含的多种草本药物中含有大量能中和自由基的抗氧化物，从而能清除体内过量的自由基，起到 "降火" 的作用。

问题 2 : 引起 "上火" 有哪些常见因素？

可能引起身体 "上火" 的常见因素有：

（1）细菌；

（2）病毒；

（3）自由基（带有电荷的离子）；

（4）毒素；

（5）身体中的某些代谢产物（如尿酸、尿素）；

（6）放射性同位素等放射性物质、X 射线、紫外线；

（7）酒精（如酒）；

（8）尼古丁（如烟）。

问题 3：抗生素是"消炎降火"必用药吗？

一般来说，消炎药通过以下两种途径实现消炎的目的：杀菌和抑制炎症反应。其中，通过第一种途径实现消炎的药物就是抗生素，例如阿莫西林（青霉素类），它们通过治本来治标。阿司匹林等非抗生素药物通过第二种途径实现消炎，并不能杀死引起疾病的细菌，可以说是治标不治本。值得注意的是，有些炎症并不是由病菌或病毒引起的，所以这类炎症就不宜用抗生素来消炎。

问题 4：感冒也上火，一定要用抗生素吗？

这要视具体情况而定。因为感冒是由病毒引起的，而抗生素（例如青霉素）只能对抗细菌，而不能对抗病毒。所以如果感冒后一味地使用抗生素，不但无益于感冒症状，还会增加细菌的抗药性，为下次细菌的来袭敞开大门。

不过，如果感冒引起了气管炎、肺炎等由细菌引发的炎症，则要使用抗生素。

问题 5：抗生素可以当作日常保健药吗？

这样做非常危险，使用抗生素一定要谨慎。服用抗生素时一定要坚持用完整个疗程（请遵医嘱），不能在中途随便减量或停药，否则，非但不能完全杀死细菌，还会使部分存活细菌产生抗药性。当然，用药时间也不能过长，不能在病好之后作为巩固用药继续使用。决不能把抗生素作为常备药，否则就可能产生抗药性。一旦细菌感染真的出现，就难以治疗了。

○ 本章要点

1. 中医的"上火"和西医的炎症并不对立，且有着密不可分的关系。

2. 看不见、感觉不到的"内伤"是引起"上火"和炎症的罪魁祸首，是人类很多疾病链条的首发环节。

3. 长期不消的慢性炎症是现代多种疾病的共同诱因之一，不仅包括关节炎、肾炎、肺炎、咽喉炎等常见疾病，更包括癌症、脑卒中、冠心病、糖尿病以及阿尔茨海默病等疾病。

第三章
"病从口入" 新解：吃出来的疾病

我们吃进去的东西会影响体内器官的化学成分，这些化学成分同我们的基因"交流"。它们能不能默契"合作"，决定了我们的健康状况。

如果吃进去的食物选得不正确，吃得不合适，饮食营养不均衡，某种营养素不再与我们的基因所需一致，我们的基因也就不能正确地执行它原本该执行的任务了。这样就可能导致体内的细胞和器官功能不够完善，身体的免疫力和炎症调节处于不利的状况，引起慢性炎症的出现，增加发生某种疾病的风险，最终可能导致癌症、脑卒中、冠心病、糖尿病和阿尔茨海默病等疾病的发生。

可见，我们的基因决定了我们应该怎么吃（图 3-1）。

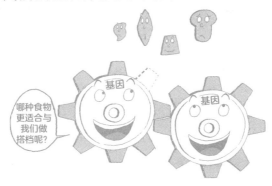

图 3-1　基因决定了我们应该怎么吃

一、营养素摄入不均衡的原因

一般来说，营养素的摄入不均衡由两大方面的原因造成：第一，外部大环境的改变。目前，食物本身的营养成分已经发生了改变。例如同样是鱼，但现在购买的鱼的营养成分已与以前有所不同，最明显的就是 ω-3 不饱和脂肪酸的含量减少了，污染物增多了，这是因外部大环境的改变而造成的。第二，个人生活习惯。

1. 外部大环境的改变

为什么说外部的大环境发生了改变呢？主要表现在以下三个方面。

（1）农作物的改变。在农业商业化和现代工业发展之前，蔬菜、粮食等农作物的生产条件都是非常天然的、有机的。但在近几十年来，农作物的耕作手段已经发生了改变，开始使用化肥来改良土壤、喷洒农药来确保收成、安装大棚来控制温度等。但是，土壤的土质被肥料改变的同时，种植的农作物也被农药覆盖，其生长的温度、环境发生了变化，种植出来的果实的成分也随之发生改变，甚至化肥和农药等也进入了食物链。

（2）肉类的改变。以前对畜禽等动物采取的是放养的形式，这样，它们所吃的食物都来自大自然，比如昆虫、蚯蚓和草等。现在则采取圈养的形式，很多畜禽都失去了活动自由，待在圈里、窝里等着长肉、长油，喂养的食物也是经过加工的精细饲料，尤其是以玉米为主的谷类饲料。不仅如此，有的饲养者还会在饲料中加入激素，以促使畜禽长得更快、瘦肉更多。可见，现在市场上肉类（包括畜禽肉、鱼、蛋和乳制品）的成分也和以前不一样了，ω-3 不饱和脂肪酸等该有的营养成分已经较少了，而 ω-6 不饱和脂肪酸等成分又过剩了。

（3）加工食品的出现。加工食品是造成现代人饮食不正确、不均衡的主要原因之一。发达的食品加工业的出现，只是带来了方便，满足了能量与口味，并不能满足营养和健康的需求。实际上，加工的过程中，为了追求食品的味道和稳定性，改变了很多营养成分，添加了各种化学成分。例如，不稳定、易被氧化的 ω-3 不饱和脂肪酸就可能在加工中被破坏掉，或者专门被剔除出来。再比如维生素 A、维生素 C 这两种抗氧化物，由于它们不耐高温，在加工中的高温环节也会被破坏掉。膳食纤维更是如此，由于现在很多食品（例如糕点）讲究精致、入口即化，于是膳食纤维和其他"粗"的东西就都被去除了。不仅如此，现在食品的脂类、盐分和含糖量整体都有所增高，防腐剂、色素、香精等"剂"的添加更是越发泛滥。这样，我们所吃食品的营养成分又怎么会和以前的一样呢？

2. 个人生活习惯

个人对食品的选择和饮食习惯也导致我们选择了不恰当的食物。例如，现在很多年轻人爱吃快餐、加工食品（方便面、饼干、乳酪、火腿肠等）和肉类，而不爱吃粗粮、蔬菜等，由此就更加带来吃进去的食物发生变化、营养不均衡的问题。

总体来看，这些变化的最终结果是出现"三缺"和"三多"：缺少膳食纤维、抗氧化物和 ω-3 不饱和脂肪酸，氧化物、糖和 ω-6 不饱和脂肪酸却严重泛滥。最重要的是，这些变化都让我们的基因难以适应（图3-2）。

膳食纤维、抗氧化物、ω-3不饱和脂肪酸 ω-6不饱和脂肪酸、糖、氧化物

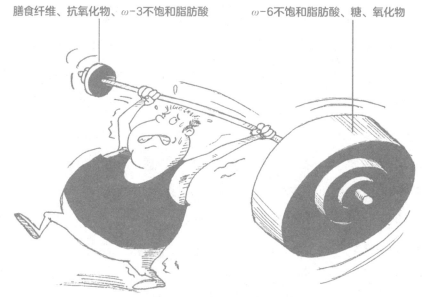

图3-2　"三缺"和"三多"

二、基因决定了我们应该怎么吃

基因也叫遗传因子，是带有遗传信息的 DNA 分子。正是有了人类基因的诞生，人类这个种群才得以在地球上生存、繁衍，人类的文明也才得以产生、发展并延续下去。但是，从地球上出现最原始的生命（单细胞），到生命的最高阶段——人类的诞生，都不是无缘无故发生的，而是由环境所决定的，并且要经过一个漫长的过程。在这个过程中，饮食就是决定基因形成的非常重要的环境因素。

人类部分基因的形成正是由当时食物中所含营养素的成分与含量确定的。此后，只有进入体内的营养在成分和含量上都与当时的情形相符，基因才能达到它的最佳工作状态，最完美地执行它原本应该执行的功能。从一定程度上来说，我们的基因决定了我们应该怎么吃。

也许我们无从考证最初的人类具体吃什么，但至少我们知道，他们的食物都是生于自然、长于自然的，成分并没有太大变化。但是，进入现代社会后的短短100多年里，食品开始飞速变化，如某些营养素变多了，某些营养素却变少了。

在这沧海一粟的100多年里，人类的基因可以看作毫无变化，这就导致我们的基因不再能适应吃进去的东西，造成体内微环境的失衡，"内伤"、炎症不断，功能不再完善，疾病的发病率也就越来越高了（图3-3）。

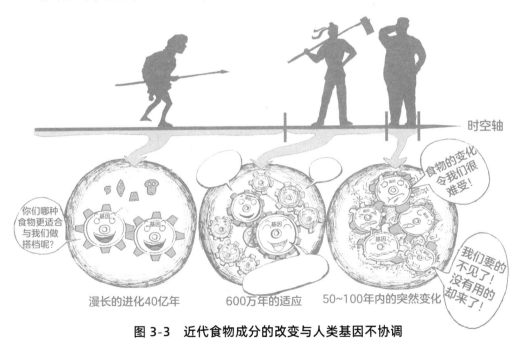

图 3-3　近代食物成分的改变与人类基因不协调

三、造成现代慢性病高发的重要因素

摄入的营养素与基因功能所需不相配，是造成现代慢性病高发的重要因素。

据统计，癌症的发病率在近30年内增加迅猛，癌症是夺走人生命的主要杀手。为什么食物变得美味、方便后，反而会让我们生病呢？这是因为我们吃进去的东西会影响身体器官的化学成分，这些化学成分又进一步影响我们的基因，而它们能不能相互适应、友好合作，就决定了我们的健康状况如何。

就像小汽车的发动机和汽油。发动机是为燃烧汽油而设计的，只有加入纯的汽油，发动机才能保持最低损耗工作；倘若加入掺了杂质（例如水）的汽油，甚至加入了不相干的柴油，非但汽车的行驶速度会受影响，废气的排放量会增加，更有可能导致汽车的磨损、故障的发生，甚至引发交通事故，致使整个汽车报废。放在车身上，很多人都明白这个道理，可一旦把汽车换成了人的身体，好多人就不明白了，每天仍然拼命地给身体增加基因不能识别或者处理的食物成分，同时还希望身体健康、长命百岁。这又怎么可能呢？要知道，我们的基因能适应的是漫长的形成过程中的食物，而不是今天飞速变化的食物。

所以，如果食物变得让我们的基因无法适应，基因就不能发挥其原有的功能了。长期如此，就会造成：

（1）人体各系统功能紊乱，体内微环境失衡，免疫力异常，形成易病体质；

（2）产生很多致病因子，增强对疾病的易感性，致使细胞受到"内伤"，DNA 分子受到破坏；

（3）损伤、失衡累积到一定程度，就可能导致器官病变，甚至引发癌症、脑卒中、冠心病、糖尿病以及阿尔茨海默病等多种疾病。

其实，基因对每个人而言都是大同小异的，不论是古代人还是现代人，都由基因设定了一百年左右的寿命。能否达到甚至超越百岁的界限，就取决于我们能否始终把自己的身体保持在理想的状态。而调节身体平衡的秘诀也很简单，关键之一就是一日三"掺"（图 3-4）。

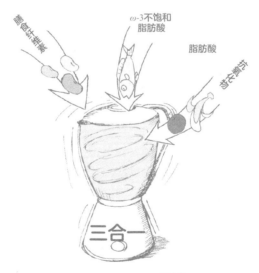

图 3-4　一日三"掺"

四、现代人普遍缺乏的"营养三宝"

食物生产和加工以及饮食习惯的改变，给食物本身及人体内的营养成分都带来了巨大的改变，比较突出的变化是"三缺"，即缺少膳食纤维、抗氧化物和 ω-3 不饱和脂肪酸，以及"三多"，即糖、氧化物和 ω-6 不饱和脂肪酸泛滥。这些反向的变迁造成体内营养素及代谢产物的失衡，并与基因的功能需求产生冲突，以致出现"内伤"或炎症等病理变化，成为多种慢性疾病的发病基础。因此，**ω-3 不饱和脂肪酸、膳食纤维和抗氧化物这三种营养素是现代人普遍比较缺乏的营养素**，适当补充这三种营养素以改善体内的平衡在防病治病中非常重要。所以，我把膳食纤维、抗氧化物和 ω-3 不饱和脂肪酸这三种营养素称为**"营养三宝"**。

○ 健康指南

哪些日常食物不利于人体健康？

中国是一个美食的国度，饮食文化享誉世界。但是值得注意的是，这些好吃、美味的食品并不是样样都对健康有利，其中有很多常见的传统食品都不利于健康。

1. 煎炸食品

烧饼、油条、葱油饼，都属于这类食品。它们含有很高的油脂和自由基，带给人过多的热量和 ω-6 不饱和脂肪酸，并且食物在高温油炸的过程中，往往可能产生致癌物质。

2. 腌制食品

为了长时间存放腊肉、酱菜等腌制食品，必须在腌制时放入大量食盐，食用这种食品很容易导致过量的钠留在我们体内，给身体造成负担，引起高血压、胃肠病等多种疾病。在腌制食品的过程中，还极易产生致癌物质，损害身体的健康。

3. 罐头等加工食品

水果罐头、肉类罐头和豆腐干、火腿肠等各种加工食品，首先，在加工、包装的过程中，抗氧化物等营养素遭到了破坏；其次，为了保存和出味，在其中加入了大量的糖或食盐，同时添加人工香料、色素、防腐剂等添加剂。因此，这些加工食品带给人过多的热量和不良物质，而很少含有有益于人体的营养成分。

4. 肥肉和动物内脏类食品

这些肉类食品中尽管含有一定量的蛋白质、维生素和矿物质，但由于它们含有大量饱和脂肪酸和胆固醇，极可能引起心脑血管疾病和肥胖症，不宜过多食用。另外，内脏食品如肝脏，作为排毒器官，常常含有有毒物质，不宜多吃。

5. 烧烤类食品

烧烤类食品含有大量自由基，容易引发"上火"和炎症。烧烤类食品在烧烤过程中容易产生强致癌物质3,4-苯并芘。

6. 果脯和蜜饯类食品

这类食品含有亚硝酸盐、香精等添加剂，会给身体带来不利影响。食品加工业的迅速发展给现代人的生活带来了很多便利，但大家也要注意，越是方便、保存时间越长的食物，越有可能不健康。

○ 健康问答

问题 1：如果说古人的生活方式比现代人更健康，但为什么古人的寿命比现代人短呢？

现在，很多中国人已经不再习惯"粗茶淡饭"的生活方式，开始了"餐餐油、盐不能少放，烟不能少抽，酒不能少喝，肉不能少吃"的生活方式。同时，工业的飞速发展也让食品发生了改变，由此带来了不健康的生活方式。那么，让我们对比一下现代人与古代人的生活方式，看看哪种更健康。

现代人："油罐子，盐坛子，烟杆子，酒瓶子"；"忙忙忙，忙到了白头"；"以车代步"；环境污染；压力重重。

古代人：生活在资源丰富的山水相交处，空气清新，环境优美；日出而作，日落而息，早睡早起，作息规律；耕作、狩猎、打鱼、摘野果既是他们的生活，也是他们的工作，互相合作，其乐融融，运动量大；少有烟、酒的刺激；植物采自天然，新鲜美味；动物也最终要依靠这些植物为生，并且它们常在自然中奔跑，所以通身肥肉少、瘦肉多。

有人可能会问，既然过去的生活方式更健康，那么为什么现代人反而越来越长寿呢？其实，古代人的短寿是另有原因的。简单来说，以前的医疗条件不发达，医学发展较落后，没有抗生素，没有完善的医疗设备，甚至轻微的外伤感染或者小小的感冒都可能引起死亡。科学技术的发展为现代人提供了优越的生活条件和防御措施，把自然环境对人类健康的影响降到了最低。这样看来，古代人没有现代人的寿命长就不奇怪了。但这并不是说现代人的生活方式更健康、吃的东西更正确。不过反过来想，在今天较为发达和完善的医疗体系下，采取健康的生活方式，吃正确的食物，健康长寿岂不是更容易了？

问题 2：年纪大了就该得病吗？

当然不是！癌症、心脑血管疾病和糖尿病等疾病的发生虽然与年龄的增长有关，但年龄并不是决定因素。

（1）心脑血管病的诱因 抽烟、运动量不足、过大的压力、慢性炎症、高血压病、高脂血症、糖尿病以及肥胖等；

（2）癌症的诱因 抽烟、运动量不足、过大的压力、酗酒、不恰当的饮食，以及环境因素如放射性物质、环境中有毒的物质等；

（3）糖尿病的诱因 不恰当的饮食、运动不足、肥胖、过大的压力以及慢性炎症等。

由此可见，这些疾病的诱因都有相似之处，并且很多疾病之间也是相互联系、相互影响的。归结起来，生活方式的不正确是引发这些疾病最主要的原因之一。

另外，据统计，我国18岁及以上人群高血压患病人数已近3亿，至少每4~5人中就有一位高血压患者。30岁左右发生心肌梗死、脑梗死和脑出血的患者越来越多。世界上糖尿病的发病年龄多在65岁左右，但在中国，已经提前到45岁左右。

这些疾病患者人群的年轻化，恰恰反映了疾病不会因为年轻就不上门，也不会因为年老就一定来敲门。我们必须认识到，所有的疾病都是可以预防的，对年纪大的人同样如此。

○ 本章要点

1. "病从口入"新解：由于食物吃得不正确，就可能引起"上火"和慢性炎症的出现，最终导致癌症、脑卒中、冠心病、糖尿病和阿尔茨海默病等疾病。

2. 现代食品生产和加工的变迁，改变了食物中的营养成分，有的过多，有的过少，从而导致了营养素摄入的失衡。

3. 摄入的营养素与基因功能所需不相配是造成现代慢性病高发的重要因素。

4. ω-3不饱和脂肪酸、膳食纤维和抗氧化物被谓为"营养三宝"，是现代人饮食中普遍比较缺乏而又特别需要补充的营养素。

第二部分 健康的根基——营养三宝

第四章
"降糖之宝"：膳食纤维

膳食纤维，同面粉一样，是一种碳水化合物。

膳食纤维同面粉不一样，不能被人体吸收，但是它能吸水膨胀，润滑肠道，促进排便，以使肠道毒素排出体外，预防肠道癌症。另外，膳食纤维还可以调节糖类和脂肪的吸收，帮助减肥，预防糖尿病。因此，它被称为能调控血糖的"糖"、肠道抗癌卫士和天然减肥药。此外，它还是调节肠道菌群的重要物质。

膳食纤维大量存在于粗粮中，但是，进入工业社会后，对食品崇尚去"粗"存"精"。于是，粗粮变成了细粮，膳食纤维明显减少（图4-1）。

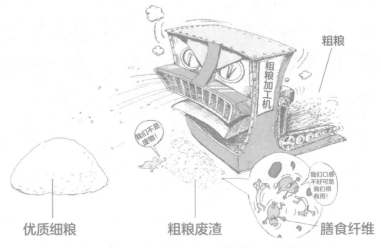

图4-1 去"粗"存"精"导致膳食纤维缺失

一、膳食纤维——能够调控血糖的"糖"

1. 胰岛素的分泌与功能失常

胰岛素的分泌与功能失常是糖尿病患病的一个非常重要的因素。什么是胰岛素呢？其实，胰岛素就是一种激素，是我们体内可以调节糖代谢、降低血糖浓度的主要激素。胰岛素的分泌来自发育良好的胰岛细胞；除此之外，还需要健康的肌肉和脂肪细胞对胰岛素"转移血糖"命令的迅速执行，血糖才能真正降下去。这两方面出了问题，就分别会导致 1 型糖尿病（又称胰岛素依赖型糖尿病）和 2 型糖尿病（又称非胰岛素依赖型糖尿病）的发生。不管是 1 型糖尿病，还是 2 型糖尿病，最终的结果都是引起血糖升高、全身代谢紊乱。

具体来说，1 型糖尿病是由于胰岛细胞遭到"内伤"和炎症的攻击而受损，出现萎缩甚至坏死，导致胰岛素分泌不足而引起血糖升高。2 型糖尿病的问题出在吸收血糖的肌肉和脂肪细胞上，导致胰岛素的分泌不是"不足"，而是"过剩"，这又是怎么回事呢？

一切活动都需要能量，而能量的最大来源就是存在于血液中的糖类——葡萄糖。在胰岛素的作用下，我们体内的肌肉和脂肪细胞会把葡萄糖转移到身体需要或储存能量的地方，从而保持血液中葡萄糖的平衡。但是，如果我们一直偏爱糖果、饮料、精制米面等食物，使得我们的肌肉和脂肪细胞一刻也不得停歇，那么迟早会使它们因疲劳而停止工作。此时，即使胰岛素下达了转移血糖命令，但这些细胞已经"听"

不到、"看"不见了。于是，我们的身体得不到能量，就会在吃过东西后仍然感到饥饿，只好继续吃东西，来刺激胰岛素信号再次发送。直到胰岛素的"声音"变得足够大，但这些"耳聋眼花"的细胞已无能为力了，摄入血糖的大门被关闭了，使得血液中的葡萄糖堆积起来，形成了高血糖。这时，也就意味着 2 型糖尿病发生了（图 4-2）。

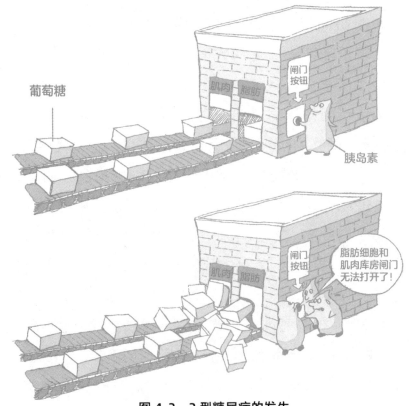

图 4-2　2 型糖尿病的发生

2. 膳食纤维对血糖的调控

理解了糖尿病的问题所在，我们就能从食物源头入手，在食物中找到预防和控制糖尿病的好方法。食物中的碳水化合物是血糖的最大来源，也被俗称为"糖"。一般来说，"糖"都是甜的，都会被分解成葡萄糖，进而引起血糖的升高。

但是，有一种"糖"却与众不同：它既不甜，也不能被分解成葡萄糖，反倒能减缓对葡萄糖的吸收、平衡血液中血糖浓度、增强肌肉和脂肪细胞对胰岛素的敏感性，从而预防糖尿病，并帮助糖尿病患者控制血糖。这种"糖"就是膳食纤维。

美国哈佛大学曾经专门针对膳食纤维与糖尿病的关系进行过两次大型研究，每次参与的人数均超过 4 万。研究证实，经常吃高脂、低纤维食品的人群患糖尿病的风险比经常吃低脂、高纤维食品的人群要高 2 倍。可见，膳食纤维对于降低患糖尿病的风险是有显著作用的。

为什么同样是"糖"，膳食纤维与常见的"糖"的作用却截然相反呢？这是因为膳食纤维这种"糖"不能被身体中的酶消化和分解成葡萄糖，所以它在进入身体后，既不会被感觉到甜味，也不会增加血液中的血糖浓度给身体带来负担。

更重要的是，膳食纤维能够延缓甚至阻止葡萄糖进入血液，从而减缓机体对葡萄糖的吸收，调节血糖的平衡。这样，既能降低正常人患上糖尿病的风险，又能对已经患上糖尿病的人的血糖起到以下调节作用。

（1）难被分解、体积又大的膳食纤维延缓了胃部的排空，推迟了肠道消化和吸收的时间，为过量葡萄糖"作恶"带来了缓冲时间。

（2）即使部分葡萄糖从食物分解中"挣脱"出来，但它们要想真正增加血糖的浓度，只有穿过肠黏膜进入血液中。

膳食纤维的存在不会让它们轻易得逞。因为可溶性膳食纤维在肠道中形成的凝胶就像胶水一样粘住了葡萄糖，使它们行动困难，给它们进入血液增加了阻力。

（3）膳食纤维还能促进肠蠕动，促进便意的形成。这就使得那些尚未来得及进入血液的葡萄糖被及时排出体外，维持了血糖的稳定。

同时，膳食纤维不仅能够减少对胰岛细胞的刺激，节省身体对胰岛素的需要量，从而调节胰岛素的正常分泌，还能改善肌肉和脂肪细胞对胰岛素的敏感性，放大胰岛素命令的"声音"，从而避免"不足"假象的发生。这样，就起到了预防和辅助治疗 1 型糖尿病和 2 型糖尿病的效果。另外，过多能量的摄入会引起肥胖，而肥胖也是增加糖尿病患病风险的因素之一，因此从某种意义上说，控制体重也能预防糖尿病。膳食纤维凭借其低能量的优势被称为"天然减肥药"，这也间接预防了糖尿病的发生。

这样看来，膳食纤维这种既不甜，也不能被分解的"糖"还是着实有些本领的，但是如果认为它只有调节血糖这一种本领的话，就太小瞧它了。

二、膳食纤维——肠道抗癌卫士

有一种病我们谈之色变，那就是癌症，膳食纤维还是一名忠实守护我们身体健康的"抗癌卫士"。

实验研究发现，膳食纤维对于预防结肠炎症很有帮助，可以使结肠炎症下降 40%，从而降低结肠癌的患病率。

　　为什么难以被消化的膳食纤维会有这样的作用呢？首先要了解癌症的产生过程：致病因子→炎症→DNA 分子受损或突变→癌细胞产生→癌细胞增殖、扩散。而能够引起癌症的致病因子就有潜伏在肠道中的腐生菌、部分胆酸和厌氧菌。

　　其中，致癌因子腐生菌最喜欢的就是精细、易于消化的环境，膳食纤维的到来对它来说可是不速之客。因为膳食纤维会同肠道中的有益微生物联合起来，帮助它们生成短链脂肪酸，而这种脂肪酸可以抑制腐生菌的生长，净化肠道环境。

　　高糖、高脂的精细环境同样会刺激肠道内胆汁和厌氧菌的增多。胆汁中的过量胆酸在消化食物的同时，还会被厌氧菌分解、代谢为致癌因子。倘若有膳食纤维存在，它们就会吸收胆酸，避免过量胆酸危害肠道及全身的健康。

　　另外，致病因子还喜欢藏匿在我们的粪便里，给身体埋下患癌隐患。膳食纤维是粪便的主要成分，足量的膳食纤维能保证形成一定体积的粪便，从而刺激肠壁产生肠蠕动而排便，把致癌毒素排出体外。但是现代人普遍食用精细食品，当摄入的膳食纤维过少时，粪便便难以刺激肠道肌肉、产生便意，就会长期滞留在体内，形成宿便。这样，其中的致病因子通过与肠道内壁的接触伤害结肠细胞，引发结肠癌症；或者被肠道重新吸收进体内，危害身体的其他部位。等到长期滞留体内的粪便中的水分被吸干后，粪便就会变得又干又硬，导致便秘。此时排便就要加倍用力，这就极易使大肠表层凹陷，形成囊状憩室。倘若有致病因子潜藏在里面，就会引起憩室炎，引起疼痛，甚至引发癌症。所以，粪便在我们的身体里停留的时间越短，对我们的健康就越为有利；否则就增加了患病隐患成为现实的机会。

膳食纤维能帮助人们降低这种患癌隐患。因为它的吸水能力超强，可吸收的水分可达自身体积和重量的 10 倍之多，从而膨胀、变重，刺激肠道蠕动，帮助肠道运动。这样，便意就会很快产生，加之粪便的水分充足、松松软软，不用费太大力气就可以很快排出体外了，也就避免了肠道对有毒物质的吸收或被其损害，减少了罹患肠道癌症的风险。

由此，人们送膳食纤维一个称号——"肠道抗癌卫士"。

三、膳食纤维——远离心脑血管疾病的良方

膳食纤维的排毒作用还有助于抗击心脑血管疾病。

心脑血管疾病是心血管疾病和脑血管疾病的总称。心血管疾病主要指冠心病，也就是大家常说的心脏病。它根据时间长短、症状表现程度轻重，可以分为隐性心脏病、心绞痛、心肌梗死、心肌硬化和心源性猝死等多种形式（图 4-3）。脑血管疾病主要指由于供血不足或者出血引起的脑部损伤，导致意识障碍和肢体瘫痪甚至死亡。

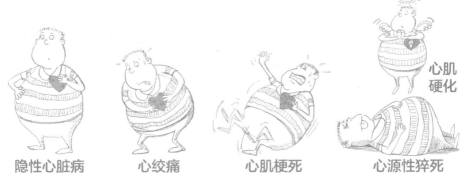

隐性心脏病　　心绞痛　　心肌梗死　　心源性猝死

心肌硬化

图 4-3　心血管疾病

美国哈佛大学医学院对膳食纤维和心脏病的关系进行了两次大型研究，结果表明，高纤维膳食的人群比低纤维膳食的人群患上心脏病的概率要小 40%。为什么膳食纤维能有这种作用呢？这就要从心脑血管疾病的成因说起。

从前文可知，血管硬化是引起心脑血管疾病的直接原因，而高血脂和高血压是导致血管硬化的诱因。高血脂主要指血液中的胆固醇和甘油三酯等脂类含量过高，容易和血管内的其他成分结合，附着在血管壁上，形成黄色斑块，从而诱导血管内壁发生炎症反应，使血管变窄、变硬。这种情况还会引起血压升高，使血管通道变得更窄、血管壁变得更脆弱，非常容易发生阻塞和破裂，这也就加剧了心脑血管疾病的形成。膳食纤维就能从降低血液中的胆固醇含量、降低高血压着手，保护我们的心脑血管。

具体来说，膳食纤维通过两种主要途径来降低血液中的胆固醇。第一，它促进产生的便意会加速食物中的胆固醇和甘油三酯等排出体外，这就减少了肠道对这些脂类的吸收。第二，膳食纤维还能同肠道中分泌的胆汁结合，从而减少其中胆固醇的重吸收。

另外，藏匿在粪便中的各种毒素倘若没有被及时排出体外，就有可能被肠道的二次吸收功能所吸收，从而通过循环系统潜入身体的各处，引起肠道以外部位的"内伤"和炎症。如果"内伤"和炎症发生在冠状动脉，就可能引发冠心病；发生在脑血管，就会影响脑部神经细胞，就可能引发阿尔茨海默病这种神经系统疾病。

通过上面的分析，我们对膳食纤维的能力有了一个较深入的了解，然而，它的真实本领远不止这些。

四、膳食纤维——天然减肥药

近年来，随着人们生活水平的提高，对食品崇尚去"粗"存"精"，膳食纤维的摄入少了很多，这不仅增加了糖尿病、癌症和心脑血管疾病的发病率，而且还导致了肥胖人士的逐年增多。越来越多的人加入了减肥的队伍，其实，膳食纤维就是一种最天然的"减肥药"。

人们常常以为，减肥就要节食，要减少吃东西的量。其实，这是一个误区。减肥减的不应该是食物，而是能量。否则，饥饿难耐的情况下只能促进食欲的增加，导致减肥失败、反弹甚至变得更胖。那么，有没有既不增加能量又不让人忍饥挨饿的食物呢？当然有，它就是膳食纤维。

同面粉一样，膳食纤维也属于碳水化合物，能够饱腹充饥，但是与面粉不同的是，膳食纤维难以被消化和吸收，虽然在人体肠道内走了一趟，但最终以粪便的形式被完全排出体外，中间没有经过任何营养代谢，不给身体留下一丝热量。这样，即使吃了一样多的食物，能量的摄入却大大减少了，从而达到了控制体重甚至减肥的效果。过去，膳食纤维还因为不能为身体提供营养和能量而常常被当作"废物"；近年来人们才越来越认识到这种不含"营养"成分的物质的营养价值，膳食纤维成为继蛋白质、脂肪、糖类、维生素、矿物质和水之后的"第七营养素"。

下面将白面包和全麦面包的膳食纤维含量和所含热量做一下比较，如表 4-1 所示。

表 4-1　白面包与全麦面包的膳食纤维和热量含量比较

项目	白面包	全麦面包
进食的量 / 克	100	100
膳食纤维含量 / 克	2.4	6.9
食物所含热量 / 千焦（千卡）	1088(260)	1005(240)

从表 4-1 中可以看出，同样是吃进去了 100 克的面包，但实际身体吸收的热量却不同：全麦面包带给我们的热量要比白面包少 83 千焦（约 20 千卡）。这样，我们不用通过节食就实现了减少热量摄入、减肥的目的，而这都是膳食纤维的功劳。

膳食纤维还具有吸水功能，吸水后体积就会膨胀、变大。这样，分泌液和体积大的膳食纤维都会在胃肠道中占有较大空间，增强饱腹感，给大脑传达"我饱了，不要再吃了"的信息，达到控制食量的目的。

膳食纤维本身还可以和胆汁结合，减少肠道对胆固醇的重吸收。同时，膳食纤维吸水后还会变得又重又润滑，从而帮助肠道运动，促进排便。而粪便的排出不仅减少了食物中的脂肪在肠道的停留时间，也缩短了糖类这种身体重要能量来源在体内的逗留时间，从而减少了肠道对脂肪和糖类的重吸收，从而达到了减肥的目的。

膳食纤维有这么多的本领，可是每天应补充多少膳食纤维呢？一般来说，男性每天需要补充 30 ～ 38 克膳食纤维，女性每天需要补充 21 ～ 25 克膳食纤维（图 4-4）。不同食物的膳食纤维含量也不同，详见本章健康问答的问题 1 所举例的膳食纤维在不同食物中的含量。

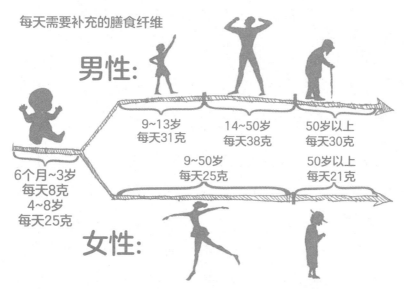

图 4-4　男性和女性每天所需的膳食纤维量

五、膳食纤维—调节肠道菌群的重要物质

越来越多的科学研究证明，肠道内寄居的微生物和人体健康息息相关。最为大众熟知的是它们的消化功能和免疫功能。事实上，肠道菌群对健康的影响远不止这两方面。肠道菌群紊乱能促进炎症反应和脂肪合成，是导致很多慢性病包括肥胖、糖尿病、癌症和肝病等发生发展的重要病理基础；肠道菌群失调还会通过肠 - 脑轴影响我们的情绪、行为和认知能力。由此可见，肠道菌群平衡是保证健康的重要条件。

肠道菌群分为有益菌群、有害菌群和中性菌群三大类。平衡状态下，有益菌群占主导优势地位。而肠道菌群的组成、结构及其代谢产物又主要取决于我们的饮食内容。膳食纤维是调节肠道菌群平衡的重要物质，主要体现在它能维持肠道有益菌群的生长繁殖，抑制有害菌的增殖。研究证明，有益肠道细菌不仅通过分解膳食纤维来获得能量，还促进膳食纤维发酵生成短链脂肪酸。短链脂肪酸通过降低酸碱值（pH）来有效维持肠道内特定的微酸性环境（pH=5.5），从而有利于产生短链脂肪酸的有益菌群的生存和增殖。

所以不难想象，如果缺乏膳食纤维，有益菌群就会失去能量和赖以生存繁殖的微酸性环境，其种类和数量迅速下降，以拟杆菌为代表的有害菌就趁机"翻身做主人"，分泌脂多糖等内毒素进入体内，促进慢性炎症的发生，这已经得到了科学研究的证实。

最新研究发现了一个更加令人心惊的现象：在无法从膳食纤维处获得足够能量的情况下，一些肠道细菌甚至会通过分解肠道黏液层来维持生存，造成肠道黏液层变薄。作为防御肠道病原菌的主要屏障，肠道黏液层的失守意味着肠道内的病原菌更易侵入肠道上皮细胞甚至进入血液，引起肠炎。因此，日常饮食中保证足量膳食纤维的摄入对维持肠道菌群平衡是重要的健康保障。

○ 健康指南

糖类食品与现代慢性疾病的关系

说到糖，很多人脑海中会马上浮现出各种美味的甜食、饮料和菜肴。糖不仅能带来令人身心愉悦的甜味，更是人体生命活动所需能量的主要来源。然而，我们现在却正面临糖带来的巨大健康危机。

1. 糖的摄入量不断升高

食品加工业的快速发展和西方饮食的流行大大增加了中国人食用的糖量，且增长幅度持续升高。相关数据显示，从 1990 年到 2010 年，中国人的糖摄入量翻了一番。至 2030 年，中国人的糖摄入量预计将达到约 2010 年的 3 倍，也就是 1990 年的 6 倍。

2. 糖与许多慢性疾病的发生发展息息相关

大量科学研究表明，摄入过量的糖能大幅增加糖尿病、肥胖、心血管病、脂肪肝甚至癌症的患病风险。过多的糖进入体内后会过度升高血糖水平，降低胰岛素的敏感性，最终导致糖尿病。多余的糖在肝脏中转化成脂肪，一方面促进血脂的增加，影响心血管的正常工作；另一方面促进脂肪在肝脏、腹部和臀部的储存，形成脂肪肝和肥胖。过量的糖会"杀死"肠道里的有益细菌，促进有害细菌的繁殖，已被许多研究证明高糖饮食与学习记忆能力下降甚至痴呆的发生有重要关系。癌细胞十分爱"吃糖"——糖是保证癌细胞迅速生长增殖的重要原料，因此高糖饮食明显有助于肿瘤的生长发展，妨碍癌症治疗。对于更易对甜食上瘾的儿童和青少年来说，不加节制地食用糖类食品无疑为他们成年后患上这些慢性病埋下了极大隐患。

3. 日常食用糖

值得我们警惕的是，中国人食用的糖主要是添加糖，其在各类糖中比例高达65%~70%。这主要是因为添加糖被广泛使用于流行的加工食物（如饼干、面包、糖果、饮料、果酱、冰淇淋、芝麻糊等）和餐馆的菜中来获得更好的口感，又被称为"隐形糖"。添加糖的主要成分是精制果糖。比起天然糖，精制果糖对人体的危害更大——精制果糖更易在体内被转化成脂肪；果糖还能在体内转化成尿酸，过多尿酸会增加肾脏负担和心脏病患者的死亡率。

根据世界卫生组织的建议，成年人每天摄入的游离糖（包括添加糖）不应超过40克。这看似不难，然而事实上，我们一不小心就很容易"越界"。让我们来看看这些数据：一瓶250毫升的可乐含糖26.5克；一瓶300毫升的浓缩橙汁含糖30~35克；100克曲奇含糖约40克；100克巧克力含糖约48克；100克软面包含糖40~60克……添加糖的普遍存在使得我们每天实际食入的糖量可能远超过想象中的量。

不得不提的是，以谷物尤其是水稻作为主食的饮食文化也是导致我们摄入过多糖的"主犯"之一。每天吃一两（50克）甚至更多的白米饭对绝大部分人来说是再正常不过的事。可是，白米饭里面几乎没有别的营养素，只有淀粉。也就是说，光吃一两白米饭我们的糖摄入量就已经超过了世界卫生组织定的标准。米饭都吃了那么多年，为什么过去就没人指出这个问题呢？这其实并不难理解。在农业时代和经济不发达、食物匮乏的数十年前，米饭等谷类主食是人们获得糖最主要甚至是唯一的来源。而且那时候人们吃的是没有加工过或经过粗加工的、含糖量相对较低的糙米杂粮，与今天吃的经过精细加工的白米饭完全没有可比性。然而现在，大部分人还是保持了以米饭作为主食的习惯，但是吃的却是只含淀粉的白米饭，同时又吃上了各种富含添加糖的加工食品和饮料，这怎么能不大大增加我们身体对糖的负荷呢？

4. 如何减少隐形糖的摄入

该怎么做来减少隐形糖的摄入呢？可以参考以下几点：

（1）多吃富含膳食纤维的粗粮、杂粮，减少食用精制碳水化合物和其加工食物，例如白米饭、面包和馒头、蛋糕等。

（2）少吃，最好不吃各种加工甜食和添加糖饮料。

（3）培养看食品营养成分标签的习惯。营养成分标签上一般会列有该食品的含糖量；如果没有标明含糖量，可以参考其列出的碳水化合物量。

（4）同类加工食品中，选择含糖较低或者标明"低糖"标签的食品，例如低糖酸乳。

（5）减少外出就餐次数，烹饪食物过程中减少或者不放糖，巧妙利用食物本身的甜味。

○ 健康问答

问题 1：哪些食物富含膳食纤维？

说明：1. 表4-2～表4-6中的数据来源于美国农业部食品数据库、中国营养学会资料。
　　　2. 表中膳食纤维含量均为 100 克某食物的膳食纤维含量。

第一组：谷物类（表 4-2）

表 4-2　谷物类膳食纤维含量

项目	名称		膳食纤维含量 / 100 克
未加工	大麦（粗）		17.3
	小麦（粗）		13.4
	燕麦		10.6
	小米		8.5
	玉米		7.3
	糙米		3.5
	大米（精）		2.8
	荞麦		6.5
	高粱		4.3
	紫米		3.9
加工后	面粉	粗面	12.2
		精面	2.7
	面包	全麦面包	6.9
		白面包	2.4

第二组：未经加工的豆类（表 4-3）

表 4-3　未经加工的豆类膳食纤维含量

名称	膳食纤维含量 / 100 克	名称	膳食纤维含量 / 100 克
黄豆	25.1	绿豆	16.3
腰豆	24.9	黑豆	15.2
菜豆	24.4	白眼豆	15.2
青豆	12.6	蚕豆	10.9
芸豆	10.5	豌豆	10.4

第三组：果仁／核仁（干重，表 4-4）

表 4-4　果仁／核仁膳食纤维含量

名称	膳食纤维含量 / 100 克	名称	膳食纤维含量 / 100 克
松子仁	12.4	花生仁	8.4
杏仁／扁桃仁	11.8	胡桃仁	6.6
葵花籽	10.5	南瓜子	3.7
椰子肉	9.0	腰果	3.2
榛子仁	9.6	核桃仁	7.4

第四组：蔬菜（干重或湿重，表 4-5）

表 4-5　蔬菜膳食纤维含量

名称	膳食纤维含量 / 100 克	名称	膳食纤维含量 / 100 克
海带	9.8	青椒	1.7
黑木耳	29.9	芹菜	1.6
金针菇	6.7	黄豆芽	1.6
青豌豆	5.1	洋葱	1.4
莲藕	4.9	生菜	1.3
青豆	3.4	蘑菇	1.2
胡萝卜	3.0	大白菜	1.2
银耳（湿）	2.6	西红柿	1.1
马铃薯	2.5	韭菜	1.1
西蓝花(连茎)	2.5	苦瓜	1.1
菠菜	2.2	空心菜	1.0
红椒	2.0	黄椒	0.9
大蒜	2.0	白萝卜	0.8
生姜	2.0	南瓜	0.45
油菜	1.9	香菇（干）	31.6
银耳（干）	30.4	竹笋（干）	27.2

续表

名称	膳食纤维含量 / 100 克	名称	膳食纤维含量 / 100 克
紫菜	21.6	香菇	3.3
藕	2.6	蘑菇（干）	21

第五组：未经处理的新鲜水果（表 4-6）

表 4-6　未经处理的新鲜水果膳食纤维含量

名称	膳食纤维含量 / 100 克	名称	膳食纤维含量 / 100 克
黑莓	5.3	柠檬	2.45
梨（带皮）	3.6	苹果（带皮）	2.4
猕猴桃	3.0	橙子	2.4
香蕉	2.6	草莓	2.0
芒果	1.8	苹果（不带皮）	1.3
樱桃	1.6	柚子	1.1
桃子	1.5	葡萄	0.85
菠萝	1.4	西瓜	0.4
李子	1.4	鲜枣	1.9

问题 2：如何确保膳食纤维的足量摄入？

在生活中，有些做法是很容易丢失膳食纤维的，有些做法能够帮助补充膳食纤维，这就是我们要牢记的膳食纤维"加减法"。平时我们要尽量多做"加"法，少做"减"法，具体如表 4-7 所示。

表 4-7　膳食纤维的"加减法"比较

容易丢掉膳食纤维的"减法"	帮助补充膳食纤维的"加法"
谷物加工时，常常丢掉胚芽	多吃粗粮、糙米，少吃精面、白米

续表

容易丢掉膳食纤维的"减法"	帮助补充膳食纤维的"加法"
水果榨汁后，只要果汁	多吃新鲜的水果，少喝纯果汁
苹果和梨等水果削皮后再吃	零食多选择生的蔬菜和水果，少选择饼干和糖果
花菜等蔬菜去掉茎后再吃	多吃豆类食品

问题3：摄取膳食纤维时应注意什么？

要提醒大家的是，对于亟须补充膳食纤维的人来说可急不得，要从少到多，从一种食物补充增加到多种食物，循序渐进地进行。否则，膳食纤维会吸收水分，在肠道里发酵，引起胀气、腹痛，甚至缺水等不良反应，使身体不舒服。膳食纤维的补充要循序渐进、由少到多，并且在摄入的同时多多补充水分。

问题4：为什么膳食纤维是"糖"却不甜？

我们之所以会感到糖是甜的，是因为分布于舌头上的味蕾的感知作用。一般来说，糖在进入口腔里后，会在唾液酶的作用下分解，味蕾就会感到甜。但由于膳食纤维不能被分解，所以味蕾就不能感受到了。

值得一提的是，正因为膳食纤维不会像精粮那样"入口即化"，而须费力咀嚼，所以，膳食纤维还对我们面部肌肉的紧绷、唾液的分泌、食物的消化以及牙齿的锻炼都有好处。

问题5：如何判断哪些食物容易引起高血糖？

判断食物能否引起高血糖的标准不是甜的程度，而是血糖指数，即食物进入体内引起血糖水平升高的能力。

有些食物虽然不是很甜，但吃进去很容易引起血糖升高。比如淀粉，它由很多葡萄糖分子连接而成，一旦进入体内，很容易被分解。这样，一个淀粉分子一下变成了一串葡萄糖分子，血糖也就马上升高了。但有的食物虽然甜，却不需要胰岛素的作用，也能透过细胞膜，被组织吸收利用，也就不会导致血糖的升高，比如木糖醇。

因此，在选择食物时不能单看食物甜的程度，而应该看它们进入体内后可能引起血糖升高的程度大小（参见表7-2）。如果经常吃高血糖指数的食品（如蛋糕），即使不甜，也容易患上肥胖症和糖尿病。

○ 本章要点

1. 膳食纤维这种不甜的"糖"能够减缓对葡萄糖的吸收，平衡血糖浓度，促进肌肉和脂肪细胞的敏感性，从而预防并辅助治疗糖尿病。

2. 膳食纤维能够抑制腐生菌生长、吸收过量胆酸，从而净化肠道环境；同时，膳食纤维具有很强的吸水性，能够刺激肠道蠕动，从而及时排出藏匿在粪便中的毒素，达到预防结肠炎、降低结肠癌患病风险的效果。因此，膳食纤维被称为"肠道抗癌卫士"。

3. 膳食纤维可以通过促进排便、减少肠道对胆汁中胆固醇的重吸收等多种方法，降低血液中的胆固醇等脂类，从而保护我们的心脑血管。

4.减肥不应该减食物，而应该减能量。富含膳食纤维的食品就是能让你在不挨饿的情况下减肥的理想食物。

5.膳食纤维能维持肠道有益菌的生长繁殖，抑制有害菌的增殖，从而维护肠道菌群平衡，保障健康。

6.糖的过量摄入能大幅增加糖尿病、肥胖、心血管病、脂肪肝、痴呆甚至癌症的患病风险。我们应警惕添加糖的存在，减少添加糖的摄入。

第五章
"降火之宝":抗氧化物

自由基是引起"嘴里起疱、嗓子发炎、皮肤干燥、脸上长包、痔疮便秘"等"上火"现象的元凶。

抗氧化物是中和自由基、减少体内炎症反应的"天然灭火器"，也是让人身体内外都保持年轻的一个武器。

但是，现在人常吃的加工食品中抗氧化物变少了，常用的烹调方式也不利于抗氧化物的保持，自由基却在逐渐增多。这样，体内的"火"怎能不越燃越旺呢（图5-1）？

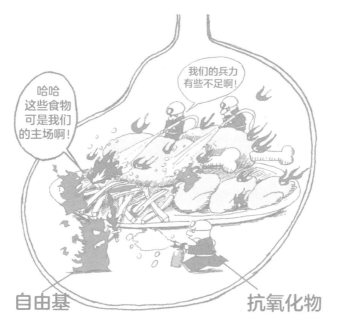

图 5-1　体内的"火"越燃越旺

一、氧化的副产品——自由基

提到氧气，大家都会感到欣喜，甚至深吸一口气，因为氧气是维系我们生命的重要物质。但是，氧化就不是那么可爱了，就像一把原本锃亮的小刀变得锈迹斑斑一样，这个生锈的过程就是氧化（图 5-2）。

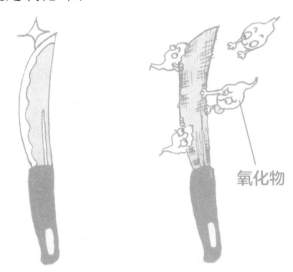

氧化物

图 5-2　氧化的过程

人类也在时刻经历氧化。只有经过这个过程，才能制造出我们身体所必需的能量。但是，就像工厂排放的污水、废气一样，氧化的同时也会产生新陈代谢的副产品——自由基。

自由基是带有不成对电子并能单独存在的物质，旧称"游离基"，在身体里起到传递能量、杀灭病菌的作用。但因为所带电子不成对，所以自由基很不安分，就像它的名字一样自由散漫，不喜欢待在封闭的细胞里，而常常逃离细胞对它的控制，游离在集体之外。

自由基就像一个对什么都好奇的淘气小孩，在身体里到处乱窜并不停地捣乱，直到夺走其他细胞分子的电子占为己有才稳定下来。而这个夺取电子的过程就会使我们的身体受到"内伤"，埋下疾病隐患。同时，自由基还很容易和体内的某些细胞结合，产生有害物质，直接威胁身体的健康。

其实，我们的身体也具有自我清洁功能，有专门的系统、专门的物质来对付和中和体内的自由基，维持身体的正常运转。但如果自由基的数量过多，我们的身体就无法自行解决了，于是表现出"上火"和炎症不断，甚至引起器官病变，产生重大疾病，夺走我们的生命。

二、让体内自由基不断增加的因素

在现代的生活环境里，自由基可以说是无所不在，阳光辐射、空气污染、汽车尾气、电脑电磁辐射、炒菜油烟，以及水果、蔬菜上的残留农药等，都会存在攻击性强的自由基。一般来说，体内自由基的大量增多主要有两种途径：一是在炎症等因素的刺激下，自己在体内生成，称为内源性因素；二是从外界（尤其是通过食物的方式）直接进入体内，称为外源性因素（图5-3）。

1. 内源性因素

在引起体内自由基产生的众多原因中，炎症是非常重要的一个。当人被病菌感染而患病（例如感冒），或者身体受到"内伤"，或出现"上火"和炎症症状时，氧化高手自由基就会像沸水中的气泡一样源源不断地冒出，令你的"火气"更旺，炎症加重。

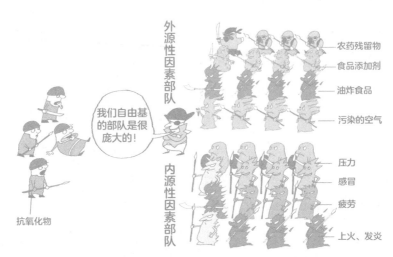

图 5-3　体内自由基产生的内源性因素和外源性因素

　　这是因为炎症本来是身体的免疫系统发现致病因子、派出白细胞等免疫警察"奋力杀敌"的过程。但这一作战过程中常常会产生免疫的副产物——自由基。这样的结果往往会引发更为糟糕的事态。因为一旦离开细胞、失去控制，缺少电子的自由基便很有可能开始在身体里到处游逛，抢夺其他稳定分子的电子。在炎症等病症的"帮助"下，原本稳定的细胞分子很容易地被自由基夺去了电子，于是也开始变得不安分起来，成为第二个、第三个自由基，引发自由基的"多米诺"效应，迅速产生大量自由基。而大量的自由基会引起"上火"，加剧炎症反应，从而造成炎症与自由基的恶性循环。

　　除此之外，在下列因素的刺激下，体内也会突然大量增加自由基，危害人体健康：①疲劳，例如睡眠不足、过度劳累等。②应激性刺激，例如精神高度紧张、压力过大等。

　　为什么睡眠不足、长期高度紧张或者劳累时容易"上火"呢？这其实是身体在向你敲响警钟。

2. 外源性因素

除了在炎症等因素的刺激下，自由基会在体内大量产生外，自由基还直接来自食物，尤其是食用油。因为大豆油、玉米油等日常食用油富含 ω-6 不饱和脂肪酸，因此在高温下并不稳定，非常容易被氧化而产生自由基。所以，如果炒菜放了太多油，虽然味道会很香，但致病因子——自由基也不会少。

至于有些商家出售的煎炸食品（如油条、薯条、炸鸡等），由于它们一整天都在用同一锅油，其中的自由基数量更是无法估计，甚至可能存在致癌物质（多环芳烃）。这也是"粗茶淡饭，健康长寿"和"能生吃的瓜果蔬菜最好生吃"的原因之一。生吃蔬菜瓜果时一定要清洗干净。现在的农作物在生长过程中往往会使用大量的农药和化肥，其果实难免会有农药残留。倘若吃了下去，虽不至于马上引起生命危险，但会立刻引起体内自由基的增加。

在加工食品中还添加了防腐剂、香味剂等多种"剂"，人体的基因难以适应这些新型物质，也容易产生大量的自由基，引起"上火"和炎症。而"上火"和炎症又会加剧自由基的产生。

三、自由基与衰老

尽管人体内存在专门对付和中和自由基的系统，但随着年龄的增加，这种系统的处理能力却在日趋下降，无法阻挡衰老的脚步。从古至今，关于衰老的学说众多，各执一词，但其中为医学界研究最多的学说之一就是自由基衰老理论。

可见自由基与衰老有着千丝万缕的联系。

那么，衰老的标志是什么？恐怕最显而易见的就是皮肤的变化。活跃的自由基同身体里的不饱和脂肪酸结合，从而导致一种褐色物质在体内细胞的大量堆积。这种堆积发生在皮肤细胞，就形成皮肤斑点，也被称作"老年斑"。而胶原蛋白在自由基的作用下也会聚集，从而使它的活性下降、弹性降低、吸收和保持水分的能力减弱，导致皮肤失去了张力和弹性，变得干燥、粗糙，出现皱纹。

这些只是从外表可以看出来的衰老特征，更多衰老表现是存在于身体内部、无法用肉眼看到的。自由基对我们身体的攻击是从细胞膜开始的。由于器官、组织细胞的细胞膜中存在 ω-6 不饱和脂肪酸等不稳定物质，非常容易受到自由基的袭击而损失电子，从而使正常细胞乃至器官出现老化，减弱甚至丧失原有的功能。更糟糕的是，自由基还可以对 DNA 分子发动攻击，从而破坏基因结构，导致基因突变，引起更大范围的细胞和器官的老化与死亡。

例如，控制动作和记忆的脑部神经元细胞在自由基的破坏下变少，造成我们感知觉与记忆力下降、动作迟钝，甚至产生智力障碍，引发阿尔茨海默病；自由基对眼睛内的晶状体的袭击可能造成视网膜病变，诱发老花眼、白内障等老年性视力障碍。

四、自由基与免疫力

同炎症一样，自由基对于免疫系统也不可或缺，因为在免疫系统冲锋陷阵、奋力杀敌的大军中，不难见到自由基的身影。但是，也如同炎症存在时间不可过久一样，自由基也有它物极必反的一面，过多的自由基反而会破坏人体的免疫力，甚至大肆杀伤健康细胞。

这就要从身体免疫力的失衡讲起。不管年老与否，倘若细胞膜受到了自由基等致病因子的破坏，细胞不但无法吸收外界的营养，而且不能排出内部产生的废物，变成了一个形同虚设的"空壳"。更重要的是，受到破坏的细胞（如胰岛细胞、关节细胞、肾脏细胞或者心肌细胞等）会产生一些异常物质，诱导自身的免疫反应。而这时的免疫系统很可能"敌友不分"，错杀、滥杀无辜，造成局部免疫功能的失控。其中，参与错杀、滥杀无辜的就有自由基。而这场战争的最终后果，就是导致红斑狼疮、类风湿关节炎、重症肌无力等全身性免疫性疾病。

另外，如果受到如花粉、螨虫等外界因素的刺激，也会引起免疫系统过于敏感而对正常细胞和组织发动"攻击"，这也就是常见的"过敏"。在这个过程中，自由基仍然是一个重要的"帮凶"。过敏导致的后果是一系列困扰人们的过敏性哮喘、过敏性鼻炎和皮炎等疾病。

五、自由基与心脑血管疾病

从第二章中我们知道，血管内壁细胞受到的"内伤"是冠心病发生的源头。而"内伤"的始作俑者不仅有大家熟知的胆固醇和甘油三酯，还有自由基。

一方面，自由基氧化血液中的脂质，然后再一同破坏血管的内壁细胞，引起内壁细胞的肿胀和破损，从而给心脑血管疾病的发生埋下隐患。另一方面，某些脂质会在自由基的作用下堆积在受伤的血管内壁上，最终形成动脉粥样硬化。而这些被自由基氧化的脂质还会吸引有助于凝血的血小板的聚集，这不仅会减慢血流的速度，还会继续产生大量的自由基，加速动脉粥样硬化的发展。

同样糟糕的是，自由基的突然大量增多会引起血管痉挛、收缩，从而造成血流不通、器官缺血，引发心肌梗死或者脑卒中等心脑血管疾病。这也是为什么血压和血脂高的人要特别注意保持心态的平和，不要大喜大悲，因为情绪过于激动会造成自由基瞬间增多，威胁生命的健康。

六、自由基与糖尿病

倘若自由基等致病因子引发的"内伤"发生在胰腺的胰岛细胞上，致使胰岛细胞无法成熟或过早死亡，就会使胰岛素的分泌变得不正常，糖尿病的发生也就成为可能。

其实，在胰岛细胞中有专门清除自由基的系统，这也是正常细胞很难受到自由基侵害的原因。但如果免疫系统失去了平衡，胰岛细胞就很容易受到损伤，它们清除自由基的能力也会明显降低。于是，大量的自由基聚集在胰岛，进一步破坏胰岛细胞，影响胰岛素的分泌，最终引起 1 型糖尿病。而自由基对转移血糖的肌肉和脂肪细胞的损伤，会引发 2 型糖尿病。

七、自由基与癌症

大家都知道多环芳烃、亚硝胺等是致癌物，但这些致癌物并不会直接导致细胞的癌变，而是要先经过在体内代谢活化，变成极其活跃的自由基后，才会真正对人体起作用。

首先，自由基会同正常细胞中的 DNA 分子结合，破坏它们的正常功能，诱发细胞的癌变。

其次，癌细胞产生后，也需要营养和能量才能长大，否则就会死亡。为了获得足够的食物，它们露出贪婪和好战的本性，开始进攻：选择器官组织，通过相连的血管包围并占领该器官组织，然后大量癌细胞聚集在一起形成肿瘤，阻断这个器官组织的营养吸收和正常工作。这个过程中，自由基会同血管中的某些细胞结合，将其中一些原本在"睡觉"的不良因子"叫醒"，帮助癌细胞吸取能量，促进癌细胞生长。

最后，由于癌细胞发展迅速，当已经占领的地方不再满足它们的需要时，它们就会设法转移，扩散到身体的其他部位。但癌细胞的转移不是凭空飞跃、为所欲为的，它们需要借助血管搭建路径。没有"路"了，自由基便会刺激血管再生，给癌细胞搭桥铺路，增加它们的转移途径。"路"不通了，自由基便会增强血管的通透性，使原本紧密排列的血管细胞变得稀疏，便于癌细胞的通过。于是，癌细胞向身体其他部位的侵略、进攻就变得很容易了。

八、抗氧化物是中和自由基的"天然灭火器"

自由基似乎无孔不入：生病的时候，吃饭的时候，它都会不请自来。自由基与衰老、免疫性疾病、心脑血管疾病、糖尿病甚至癌症的形成也关系密切。那么，自由基真的是无人能降的孙悟空吗？当然不是。在化妆品广告中，经常会听到 SOD（super oxide dismutase，超氧化物歧化酶）、维生素 C 和维生素 E 之类的名词，而它们就来自能够打败自由基、帮助受损肌肤"修复还原"的抗氧化物大家族。

抗氧化物是能够清除自由基的物质，因此可以捍卫人的青春和健康。如果把引起"上火"的罪魁祸首——自由基看作体内燃烧过旺的一把火，抗氧化物就是帮助身体熄灭这把火、回复平衡状态的灭火器。

抗氧化物不仅被提取出来用于化妆品中，帮助肌肤对抗自由基所实施的氧化，而且它们就在我们身边。其中，维生素 C、维生素 E、β- 胡萝卜素以及硒被推举为抗氧化能力卓越的"四员大将"，它们的主要食物来源如表 5-1 所示。

表 5-1　几种抗氧化物的主要食物来源

抗氧化物的 四员大将	主要食物来源
维生素 C	柑橘类水果，绿叶蔬菜（如菠菜）， 草莓、青椒、西蓝花、白菜、马铃薯
维生素 E	全谷物（粗粮），绿叶蔬菜（如菠菜）， 麦胚，果仁，籽，菜油，鱼肝油
β- 胡萝卜素 （维生素 A）	红萝卜、南瓜、西蓝花、马铃薯、西红柿、紫甘蓝、 哈密瓜、桃子
硒	鱼、虾等海鲜，猪、牛、羊、鸡等肉类，谷物，蛋，蒜

维生素 C 又被称为抗坏血酸。之所以得名如此，一个原因就是维生素 C 具有很强的抗氧化作用，并且它能够溶

于水，从而随着血液流到全身各处，抗击全身的自由基。不仅如此，维生素 C 还是伸张正义的"大侠"，把自由基从维生素 E 抢夺走的电子重新归还给维生素 E，于是，维生素 E 也加入了维生素 C 的大军，开始了抗氧化行动。

维生素 E 主要分布在细胞膜里，保护细胞，维持细胞的正常功能。于是，白细胞等免疫警察才能正常工作，不会使体内"着火"；ω-6 等不饱和脂肪酸才能不被自由基氧化，阻止血脂积聚在血管内壁的破损处，避免血管发生堵塞或硬化，从而预防心脑血管疾病。

要注意的是，因为维生素 C 溶于水，一旦过量就会被排出体外，不易储存，所以要时时补充，且一次补充量不宜太大，否则会造成浪费。但与维生素 C 不同的是，维生素 E 是溶于油脂而不溶于水的，比较容易储存，加上即使它被氧化了，也能够被足量的维生素 C 还原，所以不需要像补充维生素 C 一样时时补充。不过，吸烟者要多补充些具有抗氧化作用的维生素（包括维生素 A、维生素 C 和维生素 E）。

很多人知道要经常补充 β- 胡萝卜素，但却不知道为什么要多补充，其实是因为它具有很好的抗氧化能力。β- 胡萝卜素不仅可以中断不饱和脂肪酸被氧化所带来的连锁反应，避免心脑血管疾病及癌症的发生，同时也能阻止眼睛中的细胞氧化，对抗白内障等眼科疾病。并且它还会转化成维生素 A，减少夜盲症等维生素 A 缺乏症，更消除了单独补充维生素 A 过量后可能引起的恶心、脱发、嗜睡等中毒症状。

硒是一种矿物质，它并不能直接帮助我们体内细胞挣脱自由基、实现抗氧化，但却是体内超氧化物歧化酶（SOD）进行抗氧化大战时的得力助手。

大豆、茶叶和葡萄中含有一种叫作黄酮类化合物的酚类物质，也是抗氧化的高手。因此，多吃豆类、多喝茶和红酒有益健康。

有了这些对付自由基的抗氧化卫士，就可能让身体从外表到内在都远离自由基，减少"内伤"和炎症的生成，避免身体的"失火"，恢复平衡状态。

○ 健康指南

烹调方式对食物中抗氧化物的影响

不同的烹调方式对食物营养的影响也不同。

蒸：这是最有效保存食物营养素的方法，不论是食物的颜色还是营养结构，都会得到最为完善的保护。

煮：这种方法也能较好地保存食物的颜色，不会给食物增加太多自由基。但是，长时间水煮后，蔬菜中很多营养素（如胡萝卜中的维生素A）就会流失到水里去。而且煮的方式也会破坏维生素，如B族维生素会下降40%，维生素C会下降70%。而且煮时食物切得越碎，即食物与水的接触面越大，营养素的破坏与流失就越严重。因此，煮食物时不宜将食物切得过碎，煮的时间不宜过长，且最好连水一起食用。

炖汤：结合上述煮的方式，可以知道炖汤的一个好处是很多营养素都会进入汤里；同时，蛋白质、膳食纤维等营养素会被分解，这样会后更容易消化。但煮的时间长了，会破坏 B 族维生素和维生素 C。因此，宜选择慢火炖汤而避免高温炖汤。

煎炸：这种方法做出的食物口感好，很香，因此广受中国人喜爱。但是，煎炸会破坏食物中的抗氧化物，增加自由基甚至致癌物质。一方面因为煎炸时用油较多、温度很高，高温会将食用油氧化，产生自由基甚至致癌物质；另一方面，高温会破坏食物中的抗氧化物，各种维生素在食物中的含量会下降，例如肉类中存在较多的 B 族维生素，在煎炸时会下降 30% ~ 40%。

炒：这是中国人最常用的烹调方法。它与煎炸的方式不同，用油没有那么多，温度也没那么高，因此要比煎炸的方法好。如果能控制用油量，多翻炒食物，使食物受热均匀，那就更好了。

微波炉加热：因为微波炉加热时产生的温度极高，所以对短时间加热的食物产生的影响不大，但对加热时间较长的食物，尤其是含油量大的食物，会产生大量的自由基，因此应该避免长时间加热。

烧烤：同煎炸的方式一样，烧烤也具有口感好的优点，但它也会严重破坏肉类中的 B 族维生素。更严重的是，由于烧烤多用明火，并产生烟，因此高温产生的自由基和致癌物质会黏附在烧烤的肉上，并随之进入人体内。

生吃：蔬菜、水果、果仁之类，能生吃的就尽量生吃，以最大限度地获得它们的营养。

○ 健康问答

问题 1：哪些果蔬食物的抗氧化物含量相对较高？

果蔬食物抗氧化物含量的相对高低如表 5-2 所示。

表 5-2　果蔬食物抗氧化物含量较高的食物（由高到低）

排序	食物名称	排序	食物名称
1	赤小豆（干）	11	草莓
2	野生蓝莓	12	红苹果
3	红芸豆	13	青苹果
4	斑豆	14	胡桃（山核桃）
5	种养的蓝莓	15	甜樱桃
6	蔓越橘	16	黑梅李
7	朝鲜蓟（法国百合）	17	甘薯
8	黑莓	18	黑大豆（豆豉）（干）
9	李子干	19	李子
10	红树莓	20	嘎拉苹果

问题 2：蔬菜一定要生吃才好吗？

对于这个问题并不能简单地回答是或否。不过，营养学界对食品做过生熟前后营养成分的比较，比较的结果非常明确：蔬菜在做熟后会损失两种非常重要的维生素——叶酸和维生素 C，一般会减少 10%～75%；另外，维生素 A 的含量也会下降，不过目前中国人的饮食中一般不缺维生素 A。

美国农业部的材料显示，洋葱做熟了以后，其中的维生素 C 和叶酸都会下降 20%；做熟的胡萝卜中维生素 C 则会下降 75%，叶酸下降 1% 左右，维生素 A 下降 13%；做熟的青椒中维生素 C 下降 17%，叶酸下降 27%，维生素 A 下降 6%。由此可见，不同蔬菜生吃与熟吃的营养含量变化并不相同。

但番茄和菠菜有些例外。在做熟了的番茄中，维生素 A 和维生素 C 的含量不但不会下降，反而有所增加。而做熟了的菠菜中维生素 A 含量会增加 22%，不过其中的维生素 C 和叶酸会大幅下降——维生素 C 下降 65%，叶酸下降 25%。

所以，尽管一般煮熟后的蔬菜会损失维生素，但做熟后的食物又会有利于肠道的吸收，而且有些蔬菜（尤其是红色的蔬菜，如番茄）中，还含有一种只有经过加热才能释放出来的物质（不过如果加热时间过长，还是会损失这些有益物质的）。

问题 3：要特别补充复合维生素吗?

关于复合维生素有很多争论，有人说很需要补充，有人说通过饮食补充就够了，根本不用另外补充。其实，关于补还是不补都不能走极端，而要根据自己的情况来定。但整体来看，补要比不补好。

为什么要专门补充复合维生素呢? 虽然我们通常吃的食物中都含有多种维生素和矿物质，但并没有一种食物能够包含人体需要的所有维生素和矿物质，这也是为什么我们要强调饮食多样化、什么东西都要吃点，这样要比只吃单一的食物好得多。但不论是饮食注重多样化的人，还是吃东西比较挑剔的人，都很难达到绝对的样样维生素都足够，尽管前一种做法可能离这个目标更近。

所以，为了健康安全起见，补充复合维生素对增加人体所需维生素含量还是必要的。但注意有个前提：补充不要过量。

问题 4：补充维生素后，饮食就可以毫无顾忌地吃了吗?

有人认为，既然已经补充了多种维生素，吃东西就可以很随便了，不用再讲究饮食的多样性而可以想吃什么就吃什么，反正所缺的营养可以通过维生素得到补充。

其实，这种想法并不正确。因为复合维生素只是将一些主要的、已经明确人体所需量的维生素提取了出来，而人体实际所需的很多微量元素并没有被包含在那小小的胶囊或片剂中。因此，还是要尽量做到多吃不同种类的食物，补充人体需要的不同营养。

问题 5：哪些人需要特别补充维生素?

一般人不会出现比较明显的维生素及矿物质的缺乏症状，但有些人群比较容易缺乏。妇女、儿童和老人这三大人群特别需要补充维生素。

怀孕或哺乳期的妇女需要大量维生素来供给胎儿

或婴儿，如叶酸等。

母乳喂养的婴儿要额外补充的最主要的营养素是维生素 D 和铁，也可适当补充一些其他维生素。如果不能母乳喂养而用代乳品的话，并不需要额外补充维生素，因为在代乳品的配方中已添加了丰富的维生素。当然，这要根据所选择的代乳品来定，而且代乳品并不能简单地用鲜牛乳来代替。不过，万万不可因此认为代乳品比母乳好，因为在母乳中还含有更多代乳品中没有加入的其他营养素。幼儿断乳之后，从他们吃乳到不吃乳的这一段时间里，很难很好地进食，导致营养跟不上。所以，应该在此时给他们适当补充一些维生素。

老年人因为代谢、进食、消化等各方面都在改变，所以需要补充一些钙、B 族维生素等，对大脑都非常有好处。

有消化、吸收等问题的患者需要及时补充维生素，临床医生会告诉具体需要补充哪些维生素。

当然，健康的成人可以专门去做维生素方面的检查，以便针对性地补充维生素。

问题 6：维生素补充过量会中毒吗？

需要特别指出的是，维生素 A 和维生素 D 的含量过高会造成身体中毒。如维生素 A 中毒可能会出现容易烦躁、发热、骨痛等症状。维生素 D 严重中毒时可能导致胃口不佳，由于它是在肾脏代谢，可能会造成肾结石或者对肾功能有不良影响。

问题 7 : 为什么老年人会罹患阿尔茨海默病?

神经系统的慢性炎症是引起阿尔茨海默病的一个重要原因，而这种慢性炎症很可能是由自由基这种致病因子导致的。慢性炎症同自由基再进一步破坏脑神经细胞，造成细胞功能受损、记忆力和智商下降。

随着年龄的增加，人体自己清除自由基的能力也在下降，这就增加了细胞受到自由基破坏、神经系统发生慢性炎症的风险。这也是为什么阿尔茨海默病常发生在老年人身上的原因。但并不是说老年人一定会患上阿尔茨海默病，所以，为了预防和减缓这种情况的发生，老年人尤其应该多消减自由基。

○ 本章要点

1. 自由基是带有不成对电子的物质，是身体氧化过程的副产物。

2. 人体内自由基大量增多的原因主要有两个方面：一是内源性因素，即自由基在炎症等因素的刺激下，自己在体内生成；二是外源性因素，即自由基从外界尤其是通过饮食的方式，直接进入体内。

3. 自由基对细胞和 DNA 分子的损伤及其与炎症

的恶性循环，使得免疫系统失去平衡，心脑血管疾病、糖尿病甚至癌症等疾病的出现成为可能。

4. 富含于新鲜水果和蔬菜中的抗氧化物是自由基的天敌，其中维生素 C、维生素 E、β- 胡萝卜素和硒是功效卓越的抗氧化物"四员大将"。

5. 根据相关数据，抗氧化物含量最高的果蔬食物是赤小豆、野生蓝莓和红芸豆。

第六章
"降脂之宝"：ω-3不饱和脂肪酸

所谓的"脂肪酸"，就是组成我们日常提及的"脂肪或油"的主要化学成分。其中，根据能否在人体内合成，把人类无法自身合成而必须从外界食物中摄取的脂肪酸叫作"必需脂肪酸"。人体"必需脂肪酸"主要有两大类：ω-3不饱和脂肪酸和ω-6不饱和脂肪酸。虽然两者在很多功能上截然相反，例如ω-6不饱和脂肪酸促进炎症的发生，ω-3不饱和脂肪酸则与炎症对抗，但它们仍然比例相当地站在天平的两端，维持着我们身体机能的平衡。

但是，因为ω-3不饱和脂肪酸的食物来源很有限，并且它们非常不稳定，很容易在食品加工时被破坏，所以，现在食物中的ω-3不饱和脂肪酸越来越少（图6-1）；相反，ω-6不饱和脂肪酸的来源却非常丰富，在食物中的含量越来越多，使我们的身体机能不再平衡。

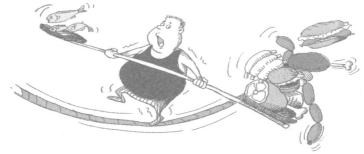

图 6-1　富含 ω-3 不饱和脂肪酸的食物越来越少

一、认识 ω-3 不饱和脂肪酸

1. ω-3 不饱和脂肪酸的名称和结构

为什么它叫这个名字呢？这就要从 ω-3 不饱和脂肪酸的结构说起。

在结构上，ω-3 不饱和脂肪酸是由碳-碳原子连成的长链，其上还有氢原子、氧原子。这条长链有头有尾，并有 3～6 个不饱和键（双键）间隔地排列其中，因此得名多不饱和脂肪酸。可不要小看这些双键，正是它们决定了脂肪酸的活性。其中，最后一个双键因为距离长链的尾端有 3 个碳原子，而 ω 这个希腊字母正表达了"终结、末尾"之意，所以就把这种营养物质叫作 ω-3 不饱和脂肪酸。

2. ω-3 不饱和脂肪酸的重要性

也许看到这个名字，大家首先想到的是世界名表。这种物质也确实丝毫不比名表逊色，因为它对人们的生命、健康具有决定性的作用。在大脑细胞、视网膜、心脏组织、精液及母乳中，都存在大量 ω-3 不饱和脂肪酸（约为总脂肪酸含量的 30%）（图 6-2）。再回顾我们的一生，从小小的受精

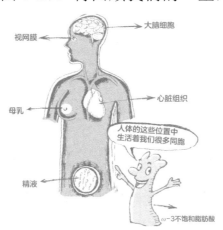

视网膜 大脑细胞

母乳 心脏组织

人体的这些位置中
生活着我们很多同胞

精液 ω-3不饱和脂肪酸

图 6-2 人体中 ω-3 不饱和脂肪酸的含量分布

卵到白发苍苍的老人，也都离不开 ω-3 不饱和脂肪酸。

从 20 世纪 70 年代 ω-3 不饱和脂肪酸的健康作用被发现以来，共有约 6 万篇研究关于 ω-3 不饱和脂肪酸的论文。研究领域已从营养深入到治疗，涉及心脑血管疾病、癌症、糖尿病、肾病、类风湿、抑郁症、痴呆症以及多种炎症等 100 多种疾病。ω-3 不饱和脂肪酸已成为世界上被研究得最深和最广的营养素之一。

更重要的是，在人类基因进化成功后的漫长岁月里，ω-3 不饱和脂肪酸一直与 ω-6 不饱和脂肪酸对等地站在天平的两端，维持着我们身体机能的平衡。但在现代社会里，动物的饲养方式由放养变成了圈养，喂的饲料也从天然食物变成了富含 ω-6 不饱和脂肪酸的谷物。食品加工业的飞速发展改变了食品的成分，破坏了其中尤为不稳定的 ω-3 不饱和脂肪酸。人们饮食习惯的改变，大量植物油的摄入也增加了我们体内 ω-6 不饱和脂肪酸的含量。这样，我们的身体天平失去了平衡，出现亚健康，这也成为现代很多病症发病的基础。

哈佛大学医学院脂类研究中心对不同来源的食物所含的不饱和脂肪酸进行了实验验证。研究人员从市场上随机选取了肉（人工饲养的牛肉、鸡肉和猪肉）、蛋、加工食品（沙拉酱等）以及食用油（玉米油和菜籽油）等食物，并从野外采摘了天然的植物（包括青草、树叶、野菜等），捕捉了一些野生昆虫。结果发现，那些来自市场的食物中，ω-6 不饱和脂肪酸的含量极高，占总脂肪含量的 30% ～ 60%；ω-3 不饱和脂肪酸的含量却非常低，只占总脂肪含量的 1% ～ 5%，甚至在有的食物中含量为零，ω-6 不饱和脂肪酸与 ω-3 不饱和脂肪酸的比例达到（12 ～ 30）∶1。相反，在野生动植物中，ω-3 不饱和脂肪酸的含量占 30% ～ 60%，ω-6 不饱和脂肪酸只有 10% ～ 20%，ω-6 不饱和脂肪酸与 ω-3 不饱和脂肪酸的比例在（0.3 ～ 1）∶1。从实验结果可以看出，现代人并没有积极利用大自然赋予我们的健康食物，而人为制造并选择了存在过量 ω-6 不饱和脂肪酸且不利于健康的食物。

3. 食物中的 ω-3 不饱和脂肪酸

存在于食物中的 ω-3 不饱和脂肪酸主要有三种：

（1）ALA（α-LNA/α-亚麻酸，化学分子式名称叫作十八碳三烯酸）；

（2）EPA（二十碳五烯酸）；

（3）DHA（二十二碳六烯酸）。

别看它们都属于 ω-3 不饱和脂肪酸家族，但它们的功效和食物来源都不同。其中，ALA 相对稳定、易于保存，这也是目前食品添加剂多选择它的原因。但 ω-3 不饱和脂肪酸的功效主要来自 EPA 和 DHA。

为什么同属于 ω-3 不饱和脂肪酸家族，差别却这么大呢？其实在于它们的实际结构不同。看看它们的分子式，几个碳及双键的数目说明了它们个头的大小，个头越大，活性越强：DHA 最长（二十二碳），EPA 次之（二十碳），ALA 最短（十八碳）。几烯酸则说明了它们双键的数目，双键越多，活性越强：DHA 最多（六烯酸），EPA 次之（五烯酸），ALA 最少（三烯酸）。它们的活性强弱自然可知。

比较幸运的是，ALA 可以在体内转化成 EPA/DHA 被人体吸收利用。但又令人遗憾的是，它的转化率不到 5%，而且转化速度很慢（图6-3），难以满足身体的需要。

因此，在选择含 ω-3 不饱和脂肪酸食品时，要知道食物中含有哪一种 ω-3 不饱和脂肪酸。一般来说，**蔬菜、水果、核仁／果仁等植物类食物中只含有 ALA，而没有 EPA 和 DHA。鱼、虾等海鲜及深海鱼油是 EPA 和 DHA 的主要食物来源。**

随着部分海域和淡水区域遭受污染，使得吃鱼并不安全。所以，食用高纯度的深海鱼油就不失为一个补充 ω-3 不饱和脂肪酸的较好选择了。

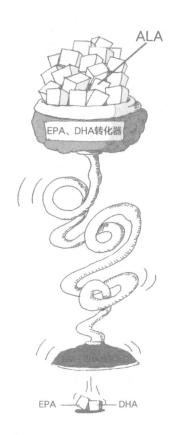

图 6-3 ALA 转化为 EPA 和 DHA 的速度很慢

因为 ω-6 不饱和脂肪酸与 ω-3 不饱和脂肪酸有对抗性作用，当 ω-6 不饱和脂肪酸摄入太多时，ω-3 不饱和脂肪酸的功效就不明显了。所以，在选用含 ω-3 不饱和脂肪酸的食品时，应尽量选择 ω-6 不饱和脂肪酸含量也较低的食品。

二、ω-3 不饱和脂肪酸——能降血脂的"脂肪"

决定脂肪性质的是脂肪酸。脂肪酸有好坏之分：过多的饱和脂肪酸（如肥的猪、牛、羊肉及乳制品）和反式脂肪酸（如薯片、薯条以及奶油等加工食品）都属于"坏脂肪"，它们会让体重越来越重，让"将军肚"越来越鼓，让血脂增高进而使得血液越来越稠、血压越来越高，给心脑血管疾病的发生埋下隐患。

但是，有一种脂肪酸却很特别，会降低居高不下的血脂，这种神奇的脂肪酸就是 ω-3 不饱和脂肪酸。

顾名思义，高血脂就是指血液中的甘油三酯、胆固醇等含量过高。其实，在人体的血液中，有专门清除脂肪颗粒的"搬运工"——脂蛋白，它们的辛勤工作维持着血脂的平衡。但它们中有的勤快，有的懒惰。个头较小的高密度脂蛋白胆固醇工作非常认真，一刻不停歇地搬运脂肪，因此被授予"好胆固醇"的称号；个头较大的低密度脂蛋白胆固醇却不老实，很容易就被血管内壁上炎症等致病因子导致的"翘皮""裂缝"所吸引，然后就在缝隙处安营扎寨、集结甘油三酯和炎症细胞等物质，形成斑块，堵塞血管，所以它又被称为"坏胆固醇"。

不过看到这种情况，ω-3 不饱和脂肪酸就会"挺身而出""见义勇为"。其中的 EPA 和 DHA 能有效地抑制甘油三酯的合成，同时会协助"好胆固醇"清理血管内壁积聚的脂肪，阻止致病因子对血管内壁的继续破坏，从而防止脂肪在血管壁上的沉积。因此，它们也被称为血管内的"清道夫"。

大量研究证实，高甘油三酯的人群每天补充 3 ～ 4 克 EPA 和 DHA，两个月内就可以使甘油三酯下降 30% ～ 50%，美国 FDA（食品药品监督管理局）还批准了 ω-3 不饱和脂肪酸为治疗高甘油三酯的药物。可见，ω-3 不饱和脂肪酸是一种能降血脂的"好脂肪"。

三、ω-3 不饱和脂肪酸抗击心脑血管疾病

美国哈佛大学医学院的研究发现（参与人数达到 98462 人），ω-3 不饱和脂肪酸的摄取量越多，冠心病的发病率越低。也就是说，ω-3 不饱和脂肪酸可以有效预防冠心病。它是如何做到的呢？原来，ω-3 不饱和脂肪酸这种"脂肪"可以降低血脂、降低血压、降低血液黏稠度及抗炎，从而有效预防和治疗心脑血管疾病。

从前文可知，心脑血管疾病通常是这样在慢性炎症的作用下形成的：高血脂的出现引发了慢性炎症，高血脂及慢性炎症等致病因子更加肆无忌惮，对血管内膜的轮番攻击使得破损加剧；血液中的"有害物质"（如"坏胆固醇"、甘油三酯）结合具有凝血功能的血小板积聚在破损处形成血栓，为心脑血管的阻塞埋下隐患。

除此之外，高血压对血管内壁的冲击就像巨大的海浪不断猛烈拍打岸边的岩石一样，而受到重力拍击的血管内壁因此变得伤痕累累，最终结果就是血管不断变硬、变脆，甚至破裂，从而引发心脑血管疾病。所以，高血脂、高血压是导致血栓，形成心脑血管疾病的直接原因。

ω-3 不饱和脂肪酸中的 EPA 和 DHA 可以通过降低甘油三酯和"坏胆固醇"、升高"好胆固醇"来降低血脂，不仅如此，EPA 和 DHA 还是个技艺高超的"技师"，及时修复血管内壁破损的"翘皮"和"裂缝"，不给"坏胆固醇"留有可乘之机。同时，它们还当仁不让地担当起保护血管内壁细胞、

恢复血管弹性、舒张血管、抑制血小板聚集的重任，在降低血脂的同时，还降低了血压，抑制血栓的形成。ω-3不饱和脂肪酸保护了我们心脑血管的健康。

值得一提的是，ω-3不饱和脂肪酸能够防止心律失常，起到预防心源性猝死的作用。哈佛大学医学院另一项研究显示，体内ω-3不饱和脂肪酸含量高的人群，心源性猝死的发病率比ω-3不饱和脂肪酸含量低的人群低81%。另一项对11000余名冠心病患者追踪的临床研究发现，每天服用1～2克ω-3不饱和脂肪酸可以显著降低心血管疾病患者的死亡率，尤其是降低心源性猝死的发生率（可达45%）。

四、ω-3不饱和脂肪酸——"消炎之宝"

炎症是我们身体免疫反应的正常现象。倘若失去炎症反应，就意味着失去了免疫力，像患了艾滋病一样可怕。但是，身体的炎症最好来去匆匆，否则迟迟不退就会对我们的器官造成损伤。长期存在的系统性炎症非但无法再保护我们的身体，还会成为心脑血管疾病、癌症、糖尿病和神经系统疾病等疾病的始作俑者。

炎症的发生、发展不是无缘无故的，而是由炎症介质决定的。其中大部分炎症介质来源于多不饱和脂肪酸。这种脂肪酸除了前面提到的ω-3不饱和脂肪酸外，还有ω-6不饱和脂肪酸。同ω-3不饱和脂肪酸一样，ω-6不饱和脂肪酸也**是人体不能自身合成但又必须从外界获取的必需脂肪酸，**同样是构成我们细胞的重要材料，并为细胞提供能量和活性物质。

然而，ω-6 不饱和脂肪酸与 ω-3 不饱和脂肪酸又有着诸多不同。

首先，它们的结构不同。虽然二者都是由碳、氢、氧构成的长链，也存在多个双键，但两者双键的位置和数目不同。ω-6 不饱和脂肪酸因其最后一个双键离长链末尾有 6 个碳原子而得名；ω-3 不饱和脂肪酸最后一个双键离长链的尾端只有 3 个碳原子。ω-6 不饱和脂肪酸的双键数目 2～4 个，比同样长度的 ω-3 不饱和脂肪酸的双键数目（3～6 个）少 1～2 个。ω-3 不饱和脂肪酸的双键数（不饱和度）要比 ω-6 不饱和脂肪酸的多。

其次，它们的食物来源不同。ω-3 不饱和脂肪酸多存在于深海鱼类等中国内陆地区较少见的食物中。ω-6 不饱和脂肪酸的食物来源却非常丰富，如玉米、大豆等植物及其加工产品，猪肉、牛肉、鸡肉等。

最后，最显著的不同就表现在它们的功能上。虽然两者需要共同竞争相同的代谢酶，但是却生产出功能不同的产物。尤其在对待炎症方面，**ω-6 不饱和脂肪酸促进炎症的发生，引起身体的"失火"；ω-3 不饱和脂肪酸则恰恰相反，缓解并抑制炎症，起"灭火"的作用，从而预防疾病的发生。**

ω-3 不饱和脂肪酸不仅可以通过抑制 ω-6 不饱和脂肪酸及其他能够促进炎症发生的物质的数量，间接控制炎症的蔓延，而且可以产生直接抗炎的活性物质，熄灭炎症的"火焰"。因此，ω-3 不饱和脂肪酸又被称为"消炎之宝"。

在人体的天平上，ω-3 不饱和脂肪酸与 ω-6 不饱和脂

肪酸站在天平的两端、相互制衡，共同维持着身体的健康和
平衡。但是，现在的生活环境使得 ω-3 不饱和脂肪酸的存在
越来越艰难，ω-6 不饱和脂肪酸却"如鱼得水""如日中天"。
于是，天平上 ω-6 不饱和脂肪酸的那一端越来越重，ω-3 不
饱和脂肪酸那一端的分量却在日渐减轻，两者的比例严重失
衡（图 6-4）。这就造成了人体对炎症敏感的体质，导致炎
症的出现越来越容易、越来越频繁。这样，我们的基因怎么
能受得了，疾病又怎么会不上门呢？

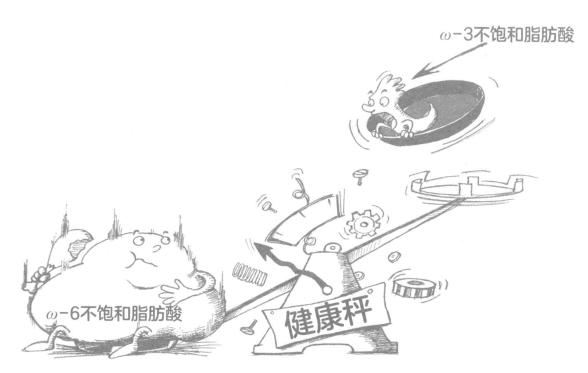

图 6-4　人体内 ω-6 不饱和脂肪酸与 ω-3 不饱和脂肪酸的比例严重失衡

五、ω-3 不饱和脂肪酸抗击癌症

　　ω-3 不饱和脂肪酸与 ω-6 不饱和脂肪酸的不同功能不只表现在对待炎症上，还表现在对待癌症这种令人生畏的重大疾病上。ω-6 不饱和脂肪酸促进癌细胞的生长，ω-3 不饱和脂肪酸则起到抑制作用。已有大量科研结果显示，增加 ω-3 不饱和脂肪酸的摄入量可以延缓或抑制多种肿瘤（如乳腺癌、结肠癌等）的形成和生长；同时 ω-3 不饱和脂肪酸可以显著地改善晚期癌症患者和肿瘤恶病质患者的寿命及生活质量，并提高化疗效果，减轻他们的痛苦及某些抗癌药物的副作用。

　　没有无原因的结果，癌细胞的产生也是如此。原本正常的细胞在自由基、慢性炎症等致病因子的伤害下，异化成对人体没有任何好处，但是会同正常细胞抢夺食物并且复制能力惊人的癌细胞。在这个孕育癌细胞的过程中，ω-6 不饱和脂肪酸不断给炎症等致病因子"煽风点火"，促进癌症基因的表达；ω-3 不饱和脂肪酸则能起到抑制、阻止的作用，将癌细胞扼杀在萌芽状态。

　　一旦癌细胞出生，它们就表现出了大"胃口"。其中，它们最喜欢的食物之一就是 ω-6 不饱和脂肪酸的代谢产物，然而它们对 ω-3 不饱和脂肪酸的代谢产物却避之唯恐不及。ω-3 不饱和脂肪酸的存在，一方面可以减少癌细胞生长所需要的 ω-6 不饱和脂肪酸代谢产物，另一方面可产生直接抑制癌细胞生长的活性物质。

　　癌细胞还有一个特点，就是特别不安分，不甘心只待在自己出生的地方。自由基能够刺激血管再生，并增强血管

的通透性，从而为癌细胞"铺桥搭路"、帮助癌细胞"顺利过境"，但它们真正进入其他器官还要通过器官细胞这一关。此时，ω-6 不饱和脂肪酸的代谢产物就会帮助它们制造进入器官细胞所必需的胶原酶，实现癌细胞"扩张地盘"的企图，这个过程就是癌细胞的转移和扩散。但是，ω-3 不饱和脂肪酸决不会让癌细胞的阴谋诡计得逞。ω-3 不饱和脂肪酸会同 ω-6 不饱和脂肪酸竞争同样的酶，从而减少 ω-6 不饱和脂肪酸代谢产物的产生，阻止癌细胞扩散、转移。

ω-3 不饱和脂肪酸还能让癌细胞的细胞膜变得更为脆弱，加速它们的自然死亡，从而减缓肿瘤的扩散速度。如果在这时进行射线治疗的话，也更容易把它们杀死，起到增强放疗、化疗效果，以及辅助治疗癌症的作用。

近期研究表明，ω-3 不饱和脂肪酸酸除了抗炎作用外，还可通过抑制癌细胞的脂肪合成、降低血胰岛素浓度、调节肠道菌群、调控与癌相关基因的表达等多种机制发挥抗击癌症的作用。

六、ω-3 不饱和脂肪酸抗击糖尿病

血糖的高低是判断是否患有糖尿病的依据。但是，ω-3 不饱和脂肪酸并不能直接作用于血糖，那为什么 ω-3 不饱和脂肪酸还能抗击糖尿病呢？其实，糖尿病的可怕之处不只是因体内的胰腺受到破坏、胰岛素的分泌不再正常，或者细胞对胰岛素的敏感性下降而致使的血糖超标，更可怕的是因此可能引发的全身性代谢紊乱。也就是说，除了血糖不正常外，血压、血脂和血液循环甚至炎症反应也都不再正常，从而可能引起心脏、肾脏、眼等多个器官的并发症。ω-3 不饱和脂肪酸则能够预防、调节血糖的转移以及控制糖尿病并发症，大大降低糖尿病的"破坏力"。

肥胖和摄入能量过多是糖尿病患者的大忌。ω-3 不饱和脂肪酸这种特殊的脂肪（尤其是 DHA）不仅不会增加体重，而且能够帮助减轻体重。这又是为什么呢？

要知道人体内的脂肪组织也是由脂肪细胞构成的，这样的细胞数量多了、个头大了，由它们占据的我们的身体怎能不显得肥胖呢？科学研究证实，ω-3 不饱和脂肪酸有助于我们体内分解脂肪的酶增多，从而提高脂肪的新陈代谢，加速脂肪的燃烧和消耗。同时，ω-3 不饱和脂肪酸可抑制脂肪合成酶的活性，从而减少脂肪在脂肪细胞里的合成和积聚。近期研究还表明，ω-3 不饱和脂肪酸还可以抑制脂肪组织中的干细胞转化为脂肪细胞，因此，从根本上减少脂肪细胞的数目和体积。这样，控制甚至减轻体重的同时也预防和控制了糖尿病。

在第四章中我们了解到，糖尿病的产生原因有两种：一种是胰岛细胞受到"内伤"后无法正常生长，或者容易早早死去；另一种是搬运和转移血液中"糖"的肌肉和脂肪细胞受到内伤，抑或这些细胞在过多能量的刺激下出现过劳状态，不听胰岛素的指挥，从而导致血糖的异常。

作为补充细胞能量的重要营养素，ω-3 不饱和脂肪酸不仅可以预防胰岛细胞受到"内伤"，帮助"受伤"的胰岛细胞恢复元气，而且能帮助肌肉和脂肪细胞解除疲劳，及时转移能量，改善对胰岛素的敏感性。这是因为 ω-3 不饱和脂肪酸中的活性成分 DHA 是细胞膜的重要组成成分，具有极高的灵活性和敏感性，因此当细胞膜中的 DHA 含量增加时，细胞膜的活性也会升高。这就好比一汪清泉注入干枯的土壤，使懒怠、疲倦的细胞重获勃勃生机。

更重要的是，ω-3 不饱和脂肪酸可以预防并有效控制糖尿病的并发症——心脑血管疾病、眼科疾病等。ω-3 不饱和脂肪酸中的 DHA 是构成视网膜的重要成分，占 30% ～ 60%，可想而知它对眼睛的影响有多大。研究表明，ω-3 不饱和脂肪酸对糖尿病所致的视网膜病变有一定的防治作用。

七、ω-3 不饱和脂肪酸抗击神经系统疾病

神经系统是人体的"指挥系统"，决定我们的一切活动，调控着我们的七情六欲，直接影响我们的生活质量。一般来讲，神经系统疾病指大脑功能紊乱所导致的精神活动失常以及由神经系统所引起的器质性病变等，例如抑郁症、精神分裂症、阿尔茨海默病、帕金森病、多动症以及大脑或神经受损所致的瘫痪及相关神经功能失常等多种疾病。目前研究发现，大部分神经系统疾病皆是由我们脑部化学作用的失衡或神经细胞死亡损失造成的，而这与 ω-3 不饱和脂肪酸的含量密切相关。

首先，ω-3 不饱和脂肪酸是脑部神经细胞的主要构成成分，它的存在可以保持神经细胞结构的完整性。同时，ω-3

不饱和脂肪酸还可以抑制炎症的发生，从而保护神经细胞的健康。否则，在炎症、毒素等致病因子的不断刺激下，没有 ω-3 不饱和脂肪酸庇护的神经细胞可能受到炎症导致的"内伤"，出现功能异常。

其次，脑部各种信息的传递要依靠神经细胞的外膜交换信号，参与的神经细胞数量的多少决定了交换的快慢，交换的快慢决定了人们外在反应时间的长短以及情绪表达和记忆、想象等认知功能的强弱。ω-3 不饱和脂肪酸则可以促进神经介质的传递，避免脑部化学作用的失衡。最新研究表明，DHA 及其代谢产物可防止神经细胞死亡及促进受伤神经细胞的修复与再生。

刚生完孩子的产妇容易患上产后抑郁症，这也可从 ω-3 不饱和脂肪酸的含量中找到原因。胎儿在母体内期间，尤其是孕期的后 3 个月，脑部开始迅速发育，这时他们会从母体中吸取发育所必需的 ω-3 不饱和脂肪酸。如果母体内的胎儿不能获得足量的 ω-3 不饱和脂肪酸，就会造成早产和异常低体重儿的发生。不能忽视的是，不但胎儿需要 ω-3 不饱和脂肪酸，孕妇和哺乳期妈妈也有必要补充它。否则，母亲在产下婴儿后，很可能由于缺少 ω-3 不饱和脂肪酸而使脑部神经细胞功能异常，出现抑郁症，常被称作"产后抑郁症"。最近研究表明，ω-3 不饱和脂肪酸对治疗某些抑郁症、儿童的自闭症和多动症、阿尔茨海默病和脑部创伤等疾病都有一定的作用。

所以，及时补充 ω-3 不饱和脂肪酸就是给大脑"充电"，确保其结构和功能的完整性，即使在毒素、炎症等致病因子的刺激下受到些许损伤，也很可能被迅速修复。这样，我们又怎么会不开心、不长寿呢？

八、ω-3 不饱和脂肪酸促进大脑发育

ω-3 不饱和脂肪酸不仅可以抗击神经系统出现的伤病，还能够促进健康的大脑细胞发育，让我们变得更聪明。

在具有记忆功能的海马状脑细胞中，ω-3 不饱和脂肪酸中的 DHA 占 30% 以上。ω-3 不饱和脂肪酸还是大脑沟回突触神经的重要构成物质。同时，ω-3 不饱和脂肪酸还可促进脑细胞的增殖和成熟、神经元突起的生长以及神经网络的形成，从而使脑容量增加、信息处理速度增快，有助于学习与记忆能力的提高。这不仅对于成长中的婴幼儿尤其是早产儿的脑部发育有极大的益处，也可延缓脑部功能的退化，对阿尔茨海默病有很好的预防效果。

九、ω-3 不饱和脂肪酸调节肠道菌群平衡

人体肠道内的微生物可分为有益菌（共生菌）、有害菌和中性菌三大类。在平衡状态下，有益菌在数量和比例上占绝对优势。但当平衡状态被打破，有益菌的增殖被抑制，而有害菌迅速发展壮大，从而促进慢性炎症的发生发展，最终导致肥胖、糖尿病和癌症等多种慢性病。因此，维持肠道菌群的平衡对维护健康有重要意义。

肠道菌群的组成和数量是受饮食调控的。人们可以通过健康的饮食，或者是增加某些营养素的摄入来抑制有害菌的

增殖，增加有益菌的数量和比例。最新研究包括我们在哈佛大学实验室的研究证实，ω-6 不饱和脂肪酸和 ω-3 不饱和脂肪酸对肠道细菌起到相反的调节作用。具体来说，就是过量的 ω-6 不饱和脂肪酸会增加有害细菌如肠杆菌科细菌的含量，减少有益细菌如双歧杆菌的数量；相反，当我们增加 ω-3 不饱和脂肪酸的含量时，能产生内毒素的有害菌会减少，而有益菌含量会增加。所以建议在日常饮食中增加 ω-3 不饱和脂肪酸的摄入，减少 ω-6 不饱和脂肪酸的摄入，来平衡这两种营养素的体内比例，从而把肠道菌群的组成和数量维持在对健康有益的状态。

○ 健康指南

ω-3 不饱和脂肪酸知识

说到 ω-3 不饱和脂肪酸，有些人就以为是鱼油，而提到鱼油，有些人即把它当 ω-3 不饱和脂肪酸，把两者混为一体，这都是不正确的。

1. ω-3 不饱和脂肪酸与鱼油的区别

ω-3 不饱和脂肪酸不是鱼油，鱼油不等于 ω-3 不饱和脂肪酸。鱼油是以鱼榨出来的油，只是相对其他动物油，鱼油 ω-3 不饱和脂肪酸（EPA 和 DHA）的含量较高而已。一般来讲，即使是用最好的海鱼榨出来的油（即未经浓缩纯化的普通鱼油）里面 ω-3 不饱和脂肪酸的含量能达到 30% 就已经很高了，其余的 70% 就是其他成分，包括饱和脂肪酸、ω-6 不饱和脂肪酸、胆固醇等，有的甚至还可能含有重金属等污染物。鱼油的质量会因鱼种、加工、储存等的不同而有很大的差异。

ω-3不饱和脂肪酸是指在鱼油的基础上经反复浓缩纯化，把杂质去除后得到的精华——高浓度(>70%)的ω-3不饱和脂肪酸。由此可见，鱼油与ω-3不饱和脂肪酸的关系如同矿砂与金子的关系，鱼油就是含金的矿砂，ω-3不饱和脂肪酸就是提炼出来的金子，二者不要混为一谈。

2. ω-3不饱和脂肪酸对疾病的预防和治疗作用

ω-3不饱和脂肪酸是被全球医学界研究最多、最深的营养物质之一。从20世纪70年代以来，与ω-3不饱和脂肪酸相关的科研论文已达6万多篇，关于它的基础研究已拓展到细胞生物学、分子生物学、基因组学和代谢组学等各个领域，应用研究方面已从公众营养和临床营养深入到临床治疗的水平。研究涉及人体多种疾病，研究报告表明，ω-3不饱和脂肪酸对多种临床疾病的预防和治疗有不同程度的作用。

（1）心脑血管疾病：包括高脂血症、高血压病、动脉粥样硬化、血栓形成（凝血性疾病）、心肌梗死、心律失常及心源性猝死、血栓性脑卒中。

（2）炎症及自身免疫性疾病：包括风湿性关节炎、慢性肠炎、哮喘、银屑病、红斑狼疮、多发性硬化症等。

（3）精神/神经疾病：包括抑郁症、精神分裂症、老年性大脑退化性病（阿尔茨海默病）、癫痫、儿童多动症及注意力分散等。

（4）肿瘤：包括乳腺癌、结肠癌、肺癌、肝癌、前列腺癌、肿瘤恶病质等。

（5）糖尿病：包括1型糖尿病和2型糖尿病的发病、胰岛素耐受性、继发性心脏病。

（6）肾脏疾病：包括免疫性肾小球肾炎、免疫性肾病、肾功能衰竭、肾病综合征、肾结石。

（7）肺部疾病：包括慢性阻塞性肺疾病、囊性纤维化、哮喘。

（8）妇产科疾病：包括痛经、绝经后骨质疏松、早产、产后抑郁症等。

（9）大脑发育：包括胎儿和婴幼儿大脑的正常发育、早产儿的大脑发育不全（如视觉、学习能力低下）。

（10）眼科疾患：包括视网膜退化性病、青光眼、白内障。

（11）其他：包括毒血症、偏头痛、老年性骨质疏松、皮肤病患（如皮炎等）。

基于大量的研究，世界卫生组织、美国心脏病协会、国际脂肪酸和脂类研究学会、美国食品药品监督管理局等多个政府和专业机构对ω-3不饱和脂肪酸的功效做出了证明并发布了应用指南。另外，ω-3不饱和脂肪酸的安全性在大量临床试验中也得到证实。美国食品药品监督管理局确认，ω-3 不饱和脂肪酸每天服用量不超过 3 克是绝对安全的。而实验证明，即使长期（长达 7 年）及大剂量（每日高达 10 ~ 20 克）服用 ω-3 不饱和脂肪酸，也没有发现明显的副作用。所以，ω-3 不饱和脂肪酸可以说是一种在功效和安全性方面具有系统科学依据的保健品。

3. 影响 ω-3 不饱和脂肪酸产品质量的因素

值得注意的是，ω-3 不饱和脂肪酸保健品的功效与其质量密切相关。那么，哪些因素决定 ω-3 不饱和脂肪酸产品的质量呢？归纳起来，影响 ω-3 不饱和脂肪酸产品的因素主要有：浓度、纯度和新鲜度。

（1）浓度。ω-3 不饱和脂肪酸浓度主要看的是其中有效成分 EPA 和 DHA 的含量，这两者加起来占产品脂肪酸总量的比例（即浓度）越高越好。普通鱼油产品的浓度一般在 30% 左右；较高档 ω-3 不饱和脂肪酸保健品中两者的总含量应达到 70%，甚至更高；达到 95% 以上的高浓度制品已经属于药物级了。

有一个简单易行的方法，可以迅速判断产品中 ω-3 不饱和脂肪酸浓度的高低：①在产品的营养成分标签上，分别找出 1 粒胶囊的总鱼油含量以及 EPA 和 DHA 的总含量；②ω-3 不饱和脂肪酸的浓度 =EPA 和 DHA 的总含量 / 总鱼油含量 ×100%。

（2）纯度。ω-3 不饱和脂肪酸纯度指产品中除了脂肪酸外，其他非脂肪的杂质或污染物（如重金属、农药残留等）的多少。纯度越高，含有这些有害物质就越少，产品就越安全。采用高端的分离纯化技术是提炼高纯度 ω-3 不饱和脂肪酸的关键。

原料对 ω-3 不饱和脂肪酸产品的纯度也有十分重要的影响。深海鱼类是最佳的原料，因为它们生存的海域污染少甚至无污染，鱼体内残留的重金属少，而淡水鱼生活的浅水域受到的有机物和重金属污染普遍较严重。

（3）新鲜度。ω-3 不饱和脂肪酸极易被氧化，氧化后的 ω-3 不饱和脂肪酸的保健效果会大打折扣。因此，高新鲜度是高品质鱼油的重要标准之一。原料越新鲜、从生产到食用的时间越短，产品就越新鲜。

具体鉴别 ω-3 不饱和脂肪酸产品的质量，除认准厂家之外，可以通过以下方法来判断。

（1）看。看包装瓶是否具有较好的遮光性、抗氧化性。其中，用透明瓶包装者为劣，胶囊外观清澈透明、颜色微黄者为优，外观混浊或黄棕色者为劣。另外，还要注意生产日期或者保质期，尽量不要选择接近保质期的产品。

（2）闻。刺穿胶囊后，气味芳香、略带鱼腥味者为优，有强烈的鱼腥味或难闻臭味者为劣。

（3）测。切开胶囊，挤压一滴于纸上（以比较厚而吸水性强的纸为宜）或清水上，似水一样迅速在纸面上扩散，或在水面上呈微滴或扁平的薄膜状者为优；扩散性很差，在水面上呈球滴状、隆起较高者为劣。

○ 健康问答

问题1：哪些食物富含 ω-3 不饱和脂肪酸？

目前，对 ω-3 不饱和脂肪酸的补充量还没有一个明确的数字。但因其很安全，量可多可少，因人所需而异。美国心脏病学会推荐所有健康成人每周至少吃两餐肥鱼（以深海冷水鱼为佳），最好每周能吃4次。一般来说，我们每天需要补充 ω-3 不饱和脂肪酸的量如表6-1所示。

表6-1　不同人群每日 ω-3 不饱和脂肪酸补充量

不同人群	ω-3 不饱和脂肪酸	每天补充量/克	备注
健康人群	ALA	2.2	以素食为主者约为4.4克
	EPA	≥ 0.25	EPA+DHA ≥ 0.5 克
	DHA	≥ 0.25	
孕妇及哺乳期妇女	EPA	>0.25	EPA+DHA ≥ 0.7 克
	DHA	>0.3	
心脏病人群	EPA+DHA	>1	由专业人员指导使用
高血脂（高甘油三酯）人群	EPA+DHA	4～6	由专业人员指导使用

既然 ω-3 不饱和脂肪酸对我们这么重要，那么什么食品中 ω-3 不饱和脂肪酸的含量会相对较多呢？现在就让我们揭晓食品"PK"的结果吧！不过需要指出的是，以下食品中的 ω-3 不饱和脂肪酸含量只是一个大概的值，根据季节、地域和饲养方式的不同，ω-3 不饱和脂肪酸的含量也会有变化。

第一组：海鲜

海鲜主要补充 EPA 和 DHA，且通常 ω-6 不饱和脂肪酸含量较少。ω-3 不饱和脂肪酸含量较高的海鲜如表 6-2 所示。

表 6-2　ω-3 不饱和脂肪酸含量较高的海鲜

名称	ω-3 不饱和脂肪酸含量 / 克	备注
鲑鱼（三文鱼）	1.5～2.2	主要是 EPA+DHA，含少许 ALA；含量取决于产地和饲养方式
鲱鱼	2.0	
鲭鱼	1.9	
金枪鱼	1.5	
沙丁鱼	1.4	含较多 ω-6 不饱和脂肪酸
虹鳟	1.2	
黑鲈	0.75	
生蚝	0.4～0.6	
海虾	0.4～0.5	
海蟹	0.4～0.5	
乌贼	0.4	

续表

名称	ω-3 不饱和脂肪酸含量 / 克	备注
带鱼	0.2 ~ 0.3	
鳕鱼	0.2	
龙虾	0.2	
蛤蜊（蚌）	0.1 ~ 0.2	

注：表中 ω-3 不饱和脂肪酸的含量为 100 克食品中 ω-3 不饱和脂肪酸的含量。

不过需要提醒大家的是，吃海鲜补充 ω-3 不饱和脂肪酸有一些注意事项。

（1）尽量选食深海、无污染的海鲜，饲养的海鲜通常 ω-6 不饱和脂肪酸的含量比天然海鲜中高很多，ω-3 不饱和脂肪酸的含量则较低。

（2）有壳类海鲜（虾、蟹等）中 ω-3 不饱和脂肪酸含量通常比鱼类中低。

（3）很多水产品被污染了（比如含有重金属），因此在烹调时，最好能去除鱼皮、内脏及表面的脂肪等易于储存毒物的组织；煎鱼时，应把煎出的油去除，并尽量不炸鱼，因为那样会在鱼中保留更多的污染物。

第二组：其他肉类及蛋、乳等动物食品

（1）所有动物的脑组织中含有大量 ω-3 不饱和脂肪酸（主要是 DHA，每 100 克中约含 0.8 ~ 1 克）。

（2）羊肉和兔肉中 ω-3 不饱和脂肪酸含量较高(主要为 ALA)，且 ω-6 不饱和脂肪酸 /ω-3 不饱和脂肪酸较低，每 100 克中约含 2 ~ 4 克（包括 ALA、EPA 和

DHA)。

（3）猪肉、牛肉及禽类（鸡、鸭等）肉中 ω-3 不饱和脂肪酸含量都很低（每 100 克中不超过 0.1 克），且主要为 ALA；而且 ω-6 不饱和脂肪酸 /ω-3 不饱和脂肪酸较高，约为（10 ~ 20）：1，人工饲养的更甚。

（4）蛋、乳中含有一定量的 ω-3 不饱和脂肪酸（取决于所用饲料），但含量并不高。

注意事项：应尽量选择散养、放养的动物食品，因为饲养的畜禽类通常脂肪含量较高，ω-6 不饱和脂肪酸较高，ω-3 不饱和脂肪酸较低。

第三组：蔬菜

蔬菜主要补充 ALA。ω-3 不饱和脂肪酸含量较高的蔬菜如表 6-3 所示。

表 6-3　ω-3 不饱和脂肪酸含量较高的蔬菜

名称	ω-3 不饱和脂肪酸含量 / 杯	ω-6不饱和脂肪酸与 ω-3不饱和脂肪酸的比值
黄豆	1000 毫克 / 杯	总油量高，比值为 8
肾形豆（菜豆）	300 毫克 / 杯	约为 1
豆腐	270 毫克 /100 克	8
黑豆	180 毫克 / 杯	约为 1
菠菜	160 毫克 / 杯	<1
西蓝花	110 毫克 / 杯	<1
青豆	120 毫克 / 杯	约为 1
生菜	60 毫克 / 杯	约为 1

注：每杯容量为 250 毫升。另外，苦麦菜、紫苏、马齿苋、鱼腥草等 ω-3 不饱和脂肪酸含量也较高。

第四组：水果

水果主要补充 ALA。ω-3 不饱和脂肪酸含量较高的水果如表 6-4 所示。

表 6-4　ω-3 不饱和脂肪酸含量较高的水果

名称	ω-3 不饱和脂肪酸含量 /（毫克 / 杯）	ω-6不饱和脂肪酸与ω-3不饱和脂肪酸的比值
黑莓	140	约为 2
草莓	90	约为 1.5
樱桃	70	1
芒果（生）	60	<1

注：每杯容量为 250 毫升。

第五组：坚果

坚果主要补充 ALA。富含 ω-3 不饱和脂肪酸的坚果如表 6-5 所示。

表 6-5　富含 ω-3 不饱和脂肪酸的坚果

名称	ω-3 不饱和脂肪酸含量 /（克 /100 克）	ω-6 不饱和脂肪酸与 ω-3 不饱和脂肪酸的比值
胡桃仁	9	4
核桃仁	2	4

第六组：食用油

食用油主要补充 ALA。常用食用油中 ω-3 不饱和脂肪酸含量如表 6-6 所示。

表 6-6　常用食用油中 ω-3 不饱和脂肪酸含量

名称	ω-3 不饱和脂肪酸含量 /（克 / 茶匙）	ω-6 不饱和脂肪酸与ω-3 不饱和脂肪酸的比值
亚麻籽油	2.4	<1
芥花籽油	0.43	2
大豆油	0.3	8
葵花籽油	微乎其微，几乎为 0	极高
玉米油		
花生油		
棉籽油		

注：每茶匙为 5 毫升。

需要指出的是，ω-3 不饱和脂肪酸由于其极不稳定性容易受到外界的破坏，给它的保存带来困难。因此，在烹调中一定要注意避免以下三种做法，以尽可

能地保护 ω-3 不饱和脂肪酸的存在：新鲜的水果、蔬菜经过腌制、风干或晒等；烹调过程中高温煎炸，并且加热时间过长；海鲜类食物没有得到适当保鲜。

问题 2：炒菜的油越贵越健康吗？

中国人炒菜会经常用大豆油、芥花籽油、花生油和玉米油等食用油，其中玉米油和花生油较贵，芥花籽油较便宜。是不是玉米油和花生油也最健康呢？并不见得。几种食用油中所含 ω-6 不饱和脂肪酸与 ω-3 不饱和脂肪酸的比例如表 6-7 所示。

表 6-7　几种食用油中所含 ω-6 不饱和脂肪酸与 ω-3 不饱和脂肪酸的比例

食用油	ω-6 不饱和脂肪酸与 ω-3 不饱和脂肪酸的比例
芥花籽油	2：1
大豆油	8：1
葵花籽油	14：1
玉米油	94：1
花生油	95：1
棉籽油	ω-3 不饱和脂肪酸为 0

从表 6-7 中发现，ω-3 不饱和脂肪酸含量相对最高的恰恰是相对较便宜的芥花籽油和大豆油，食用芥花籽油可摄入更多 ω-3 不饱和脂肪酸，比其他油更有益健康。花生油的 ω-3 不饱和脂肪酸含量虽很少，但 ω-6 不饱和脂肪酸总量也不高（仅 30%），其他都是单一不饱和脂肪酸，所以从性价比来看，也是比较优秀的食用油。

问题 3："吃什么，补什么"有道理吗？

中国民间常流传："吃什么，补什么"，这是有一定科学依据的，尤其是对于"吃脑补脑"和"吃眼睛补眼睛"。而之所以能补，就在于所吃的"脑"和"眼睛"中含有我们的大脑和眼睛所必需的ω-3不饱和脂肪酸。但对于"吃肝补肝""吃腰子补腰子"等其他说法则要格外慎重，因为这些器官也是最可能藏有毒素的器官。

问题4：鱼油和鱼肝油是一样的产品吗？

有不少人会以为，鱼油和鱼肝油是一样的东西。如果你也是这么想的话，赶紧纠正过来！鱼油是从鱼的脂肪内提取的，主要的成分是DHA和EPA。鱼肝油是从鱼的肝脏中提取的，主要的成分是维生素A和维生素D。所以，鱼油和鱼肝油的营养成分有本质的区别。我们应根据自己实际的营养需求正确选择营养保健品。

○ 本章要点

1. ω-3不饱和脂肪酸是一种人体不能合成而必须从外界摄取的必需脂肪酸，是构成细胞（尤其是心脏、大脑和眼睛等器官细胞）的重要组成部分。

2. ω-3不饱和脂肪酸可以通过升高"好胆固醇"，降低"坏胆固醇"及甘油三酯来降低血脂，是一种能降血脂的"好脂肪"。

3. ω-3不饱和脂肪酸可以降血脂、降血压、降低血液黏稠度以及保护血管弹性，并能抗心律失常，防止心源性猝死，从而保卫心脑血管的健康。

4. ω-3 不饱和脂肪酸和 ω-6 不饱和脂肪酸都是人体的必需脂肪酸，但两者的功能作用在某些方面却是相反的：在对待炎症上，ω-6 不饱和脂肪酸促进炎症的发生，ω-3 不饱和脂肪酸却能抑制炎症反应；在对待癌症上，ω-6 不饱和脂肪酸促进癌细胞的生长，ω-3 不饱和脂肪酸则能抗击癌症。

5. ω-3 不饱和脂肪酸可以通过预防、调节胰岛素的分泌及细胞对胰岛素的敏感性、预防并控制并发症等多种方式，抗击糖尿病。

6. ω-3 不饱和脂肪酸可以保持和保护脑部神经细胞结构的完整性，促进神经介质的传递，以此抗击神经系统疾病。

7. ω-3 不饱和脂肪酸还可以促进正常脑细胞的发育和延缓脑功能的退化，辅助提高成长中儿童的智商，预防阿尔茨海默病。

8. ω-3 不饱和脂肪酸能抑制肠道有害菌的增殖，增加有益菌的数量和比例，从而把肠道菌群维持在对健康有益的状态。

9. 植物中存在的 ω-3 不饱和脂肪酸只有 ALA，但由于其活性小、转化率低等原因，并不是补充 ω-3 不饱和脂肪酸的最佳途径。相比之下，富含 EPA 和 DHA 的海鲜食品更适合补充 ω-3 不饱和脂肪酸。食用高纯度的深海鱼油也是一种比较好的选择。

第三部分 均衡饮食——

追求「大健康」

第七章
均衡饮食的秘诀

　　现代饮食中突出的问题是三对营养素的失衡，这与现代多种严重的慢性疾病的发生发展密切相关。那么该如何补充缺乏的营养素呢？正确而有效的方法是，选择富含 ω-3 不饱和脂肪酸、膳食纤维和抗氧化物（营养三宝）的食物，减少摄入含有大量自由基和 ω-6 不饱和脂肪酸以及添加糖的不良食物。这个均衡饮食方案不仅可以减少人们体内致病因子的出现，有效预防慢性炎症和重大疾病的发生，还能吃出年轻态及延缓衰老（图 7-1）。

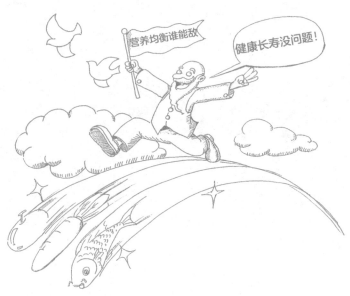

图 7-1　营养均衡能长寿

不过，需要提醒大家的是，我们要补充"营养三宝"，并不是单独强调"营养三宝"中的任"一宝"，而是要把"营养三宝"结合起来，"掺"在一起吃。这三种营养素虽然各有其独特的作用，但若它们联合应用、同时补充，就能在作用上互相协同，能更好地发挥它们的抗炎防病功效。为此，我推出了如下"青（清）水鱼"的饮食原则，以便能同时补充"营养三宝"。

一、"青（清）水鱼"饮食原则

何为"青（清）水鱼"呢？

"青"——青菜，指多吃青菜，尤其是绿叶蔬菜（补充抗氧化物、膳食纤维及植物型的 ω-3 不饱和脂肪酸亚麻酸）；

"水"——水果，指多吃各种各样的水果（富含抗氧化物和膳食纤维）；

"鱼"——鱼虾，指多吃鱼、虾等海鲜产品作为肉类的主要来源（富含 ω-3 不饱和脂肪酸 EPA 和 DHA）；

"清"——指饮食要尽量清淡，少吃煎炸和加工食品（减少氧化物和 ω-6 不饱和脂肪酸的摄入）；

"清水"——指要多喝清水、清茶，少喝软饮料（减少糖的摄入）；

"清水鱼"——没有污染的鱼或水产品，亦指要尽量选用没有污染的食品（减少氧化物及有毒物质的摄入）。

大家可以想象鱼在清水里游荡的情景——它很放松，我们也要把心情放松，就像清水里的鱼在游荡一样，保持心态平稳，并适当运动。"青（清）水鱼"的内涵看似简单，若能坚持去做，将受益匪浅。

如果把"清水鱼"要点进行扩展，具体还要做到以下几点。

（1）选用最新鲜、无污染的蔬菜、水果和鱼类。

（2）尽量选食农家养殖或放养的动物肉类，少吃大规模机械化饲养的动物肉类。

（3）水果和蔬菜每天要保持 3 种以上，并不断变换。

（4）多吃粗粮谷物，少吃精粮；或者注意粗细粮搭配食用。

（5）肉类最好以鱼肉为主，并配适量其他肉，如鸡、鸭肉等白肉，少吃猪、牛肉等红肉。

（6）多喝新鲜的蔬果全汁和绿茶，尽量少喝加糖的饮料，喝脱脂乳品。

（7）能生吃的食物尽量生吃，尽量避免煎、炸、烤。

（8）多用橄榄油等含 ω-6 不饱和脂肪酸较少的，或芥花籽油、大豆油等含 ω-3 不饱和脂肪酸较多的植物油，少用玉米油、葵花籽油等含 ω-6 不饱和脂肪酸较多的植物油，不要重复使用煎炸过的食用油。

二、三餐要掺"营养三宝"

理解了"青（清）水鱼"饮食原则的要点后，该如何落实到一日三餐呢？是的，懂得如何应用实在重要。也许可根据列出的餐谱照做，其实这不是最好的做法，也不切实际，因每个人或家庭的饮食状况不一样。应在认真掌握了饮食原则后，结合自己的饮食习惯和食材的可得性，进行合理的搭配，这才是最好的方式。

实际应用做法是，在把握好"青（清）水鱼"饮食原则这个大方向的前提下，重点强化地补充，而不是"样样都吃点"那种无显效做法，也不是那种严格定量的苛刻并难以落实的做法。一日三餐都要掺"营养三宝"说的是一日三餐多食富含"营养三宝"的食物。

与大家分享我一天的饮食，以方便大家更好地理解和应用。

首先，推荐每天喝一两杯新鲜制作的**混合蔬果汁**。选择几款蔬菜和水果（最好蔬菜和水果各三种以上），洗净或削皮后切碎混合，加少量矿泉水或凉开水，用高速破壁的打拌机打成细腻滑口的汁（无渣感觉），打完后立即饮用。每次可选用不同的蔬果组合，打出不同口味和颜色的蔬果汁。每次加些香蕉或牛油果会更滑口，并可防止饮料分层。若怕寒，可加些生姜。

食材尽可能是新鲜有机的，常用的一些蔬果有：蔬菜类的红萝卜、青瓜、芹菜、西蓝花、甜椒类（青、红、黄）、番茄、甜菜根、洋葱等；水果类的蓝莓、苹果、橙子、葡萄、香蕉、草莓、雪梨、猕猴桃、哈密瓜、芒果、牛油果等。

这款多种水果加蔬菜的混合饮品比单一的果汁或蔬菜汁含有更多种类的营养素，适合几乎各种人群饮用。坚持喝这种果蔬汁是补充维生素、膳食纤维及抗氧化物等的有效方法。在餐间或餐前喝一杯，还可减少食量，有助减肥，其也是美容养颜的好饮品。

我的一日三餐示范食谱见图7-2，主食主要是杂粮粥和

富含 ω-3 不饱和脂肪酸的粥（粥内放火麻仁、亚麻仁、奇亚籽、大米）。日常饮品有茶、柠檬水、清水、少量红酒，用坚果作零食，适当补充些保健营养素。

早餐	1杯绿茶或鲜榨全蔬果汁， 1~2个煮鸡蛋或煎鸡蛋， 1碗麦片粥或杂粮粥， 1小盘坚果或新鲜水果
午餐	番茄蛋花汤或肉菜汤， 清蒸鲜鱼(三文鱼等)， 蒜蓉菠菜/苦麦菜， 鸡肉炒豆/核桃仁， 杂锦菜(洋葱、西蓝花、红萝卜等)， 全麦面食或糙米饭
晚餐	清鸡汤或鱼汤， 虾仁/瑶柱蒸蛋(或其他海鲜)， 肉粒炒香菇/木耳， 凉拌菜(苦瓜、马齿苋等)， 荷兰豆或青豆炒山药， 含 ω-3不饱和脂肪酸的粥(火麻仁、亚麻仁等)

图 7-2　一日三餐示范食谱

膳食纤维、抗氧化物和 ω-3 不饱和脂肪酸，"营养三宝"一样也不少。营养均衡谁能敌，健康长寿没问题。

三、均衡饮食，从选购食物开始

要做到一日三餐掺"营养三宝"，首先要从挑选和购买正确的食物原料开始。表 7-1 清单上所列都是富含膳食纤维、抗氧化物和 ω-3 不饱和脂肪酸这"营养三宝"的食物。如果在超市购物时按照清单所列内容购买，并且每天选择每组中的 2～3 种食品作为三餐，那么，就有助于摄入足够的"营养三宝"，以及其他均衡、有利健康的营养素。

健康由自己做主，赶快加入健康购物队伍中吧！

表 7-1　健康饮食购物清单

食品种类	食品名称
食用油	橄榄油
	芥花籽油
	亚麻子油（冷存，不宜用于高温烹调）
	大豆油、山茶油、花生油
主食	燕麦、麦片
	全麦面食
	糙米，糠麸制品
	火麻仁、亚麻仁（富含 ω-3 不饱和脂肪酸）
	小米、薏米
	马铃薯、番薯、山药
肉、蛋	鲜鱼（深海冷水鱼为优，野生最好）
	鲜虾、蟹等

食品种类	食品名称
肉、蛋	鸡、鸭、鹅、兔等白肉（选择农家散养的）
	猪、牛、羊等红肉（选择农家散养的）
	鸡蛋（土鸡蛋及以 ω-3 不饱和脂肪酸喂养的鸡蛋最好）
蔬菜	青豆、菜豆、小红豆、黑豆、绿豆及豌豆等豆类
	胡萝卜
	菠菜、苦麦菜、苦瓜
	西蓝花
	番茄
	蘑菇
	木耳
	青椒
	洋葱
	海带
	豆腐
	豆芽
	大白菜
	油菜
水果、坚果	草莓、蓝莓、黑莓
	梨
	苹果
	橙子
	香蕉
	猕猴桃
	哈密瓜
	柠檬
	芒果
	牛油果
	核桃仁、杏仁

食品种类	食品名称
饮品	全蔬果汁（鲜榨，含渣）
	绿茶
	清水、矿泉水
	脱脂牛乳
	红酒

　　肥胖、糖尿病患者尤其要注意选购血糖指数低的食物。在选择食物时不能单看食物甜的程度，而应该看它们进入身体后可能引起血糖增高的程度大小。如果经常吃血糖指数高的食品（如蛋糕），即使不甜，也容易患上肥胖症和糖尿病。血糖指数是以葡萄糖指数为标准的，如定为100，那么，其他食物的血糖指数区间分类如表7-2所示。

表7-2　食物血糖指数区间分类

分类	血糖指数区间	常见食物	备注
低	≤ 55	除西瓜、马铃薯、甜玉米以外的大多数水果、蔬菜；粗粮；豆类	糖尿病患者可以食用
中	56 ～ 69	蔗糖、糙米、牛角面包	
高	≥ 70	玉米粉、白面、白面包、糖果、马铃薯以及其他薯类	糖尿病患者慎用

○ 健康指南

选择保健品时要注意些什么？

　　保健品五花八门，广告铺天盖地，令消费者眼花缭乱、无从选择。针对这种现象，给大家提出以下几点建议，希望能够帮助消费者判断真假，初步了解什么是真正的保健品。

什么是保健品？保健品是在普通正常饮食之外的补充剂，长期服用可以改善人体机能，如提高免疫力、改善体质、减少对某些疾病的敏感性等。基于上述保健品的定位，在选择保健品时，一定要注意以下三点。

1. 保健品的功效

（1）功效的发挥时间　保健品不同于药品，需要长期使用才能发挥其功效。因此它并不是如药品一样，服用后即对疾病产生显著功效；也不可能如某些广告宣传中所说吃后使人体迅速发生显著改变，达到立竿见影的效果。

（2）功效的来源　保健品具有哪些功效不是想当然得出的，而要取决于科学依据。科学依据绝不是一两位学者专家、几篇报道就能够证明的，而应该是样本量足够大、时间足够长的临床试验。在试验中还要进行多次统计，包括患者参与临床试验的时间、参与的人数等，并需要对此进行显著性差异分析。

因此，判断保健品的功效主要取决于能否提供样本量足够大、试验时间足够长且差异显著的科学依据。

2. 保健品的安全性

保健品不同于药品，并不是病好后就不需要继续服用了，而更强调长期性。但人们在购买保健品时往往往注重功效而忽视安全性。如果服用某种保健品一年半载后却患上了某种疾病，那可真是得不偿失。因此，保健品的安全性比其功效更为重要。保健品的安全性也取决于科学依据，即通过临床试验，对使用多大剂量、服用多长时间以及达到什么标准等进行清晰、准确地说明。

3. 保健品的生产质量

服用保健品不同于吃饭。吃饭可以以填饱肚子为目的，保健品却不可以凑合了事，而要高于温饱标准。因此，在选择保健品时绝不能贪图便宜而忽略了产品的质量，这样很可能会害了自己。归根结底，**保健品的功效和安全性取决于其质量。**

○ 健康问答

问题1：喝水对人体健康有多重要?

首先，水对于调节体温很重要。没有水，人体的体温就难以维持在正常范围，而会或高或低。其次，水对于呼吸很重要。为了便于气体的进出，我们的呼吸不能太干燥，这就要靠水来湿润。再次，水是血液的一部分，可以帮助把养料运送到身体各处。人体需要依靠水，以尿液的形式将代谢产生的废物排出体外。人体关节里起到润滑作用的液体也需要水。

人体的组织结构中主要成分是水。其中，含水量最高的就是我们的脑组织，大概占到脑重量的 75%。男性的体重大概 60% 由水构成，女性的体重大概有 50% 由水构成。喝足够的水能够减少肾结石的发病率，预防和缓解便秘。

另外，有研究证实，喝足够的水能够减少患癌症的风险。这是因为喝的水足够多后，可以促进代谢循环，增加排泄，这样就可以在肠道或体内其他部位的致癌物质开始真正对人体产生危害之前，把它们排出体外。

如果不喝水或很少喝水，这些物质在体内停留的时间就会变长，它们也就越有机会对身体进行破坏。有研究对喝水多的人和喝水少的人进行比较，发现喝水多的人患膀胱癌、直肠癌的概率都会减少。

美国曾对 48000 人进行了长达 10 年的跟踪，发现日常饮水量与膀胱癌的患病风险成反比。每天喝 2500 毫升水的人同喝水相对较少（1300 毫升）的人相比，膀胱癌的发生风险几乎下降一半。

而另一项研究表明，喝水多（每天 1000～1250 毫升）的人比喝水少（每天 250～500 毫升）的人患直肠癌的可能性下降 40%。

同时，还有研究比较正常人和乳腺癌患者的生活习惯，发现正常人的日常饮水量是乳腺癌患者的 4.7 倍。由此可见喝水的重要性。

关于饮水量大小，有很多影响因素：① 体力活动；② 饮食；③ 肾功能，例如肾功能有问题的话会影响排尿；④ 服用的药物，例如有的药物中含有利尿的成分等。一般来说，正常人一天要补充 1.5 ～ 2 升水（其中包括食物中的水），具体则要根据人的体格来定。

当然，喝水的多少还要涉及水的进出平衡。那么，我们身体内水的来源有哪些呢？首先是食品，尤其是水果、蔬菜，它们的含水量是最高的，大约为 70%，甚至 80% ～ 90%（如西瓜）的成分都是水。其次是汤水或饮料，它们大概能够补充人体 1 ～ 1.5 升的水。这样，我们体内的很多水都来自一日三餐中，可达到 1 升左右，只不过很多人没有注意到这一点。最后，由于水可以在体内的代谢中生成，所以代谢产生的水是我们体内水分的第三个来源。

关于水的消耗也有三个主要方面。首先是身体活动排出的汗液会带走大量水分。其次是呼吸也会带出水分，大约 500 ～ 700 毫升。最后，最主要的是通过排便排出，通过尿液可排出 500 ～ 1500 毫升的水，在大便中也有水排出。另外，水的消耗还同气候有关，如气温升高了，汗液的排出增多，对水的消耗也增大。

所以，在了解了水的来源与去路之后，我们就可以根据自己的情况调节水的平衡，从而控制饮水量。

为了摄取足够的水，我们可以通过喝汤、矿泉水、牛乳和果汁等多种方式。但是，补水最好的来源是清水。

需要指出的是，酒类、咖啡等饮品也是水的一个来源，但酒里含有酒精，咖啡里含有咖啡因，不宜长期饮用。

问题2：老年人不用多喝水吗？

我们经常听到老年人说自己不渴，不用喝水。事实是这样吗？当然不是。年纪大的人由于生理发生了改变，新陈代谢变缓，他们对体内缺水不够敏感，往往不会感到口渴。但这并不说明他们可以少喝水，反而更需要常常补充水分。

但是，对于有心脏病或有起夜问题以及低钠血症的老年人来说应该注意，喝水不能过多。例如有心脏病的人喝水过多后会加重心脏的负担，出现水肿等情况。

问题3：吃素食要注意些什么？

随着保健知识的普及，大家都知道要多吃蔬菜、水果、粗粮，少吃红肉，甚至有很多人认为素食者的生活方式才最健康。那是不是像素食者那样做就好呢？

吃素确实能够给人带来很多好处，也符合健康的原则，因为素食中富含维生素和矿物质、低脂、高膳食纤维等。但完全吃素的人也会出现健康问题，因为他们的营养摄入不够完整。要知道肉类是铁和维生素B_{12}等营养素的主要来源，ω-3不饱和脂肪酸中的有效成分 EPA 和 DHA 也只在动物体内才存在。最主要的就是蛋白质，只有肉类才完整地包含了有益于人体的所有必需氨基酸。所以这些营养素对于全部吃素的人来说比较难以获取。

那么非素食主义者怎样才能做到两者兼顾呢？有个折中的办法供大家参考。我们可以在一周固定的几天选择一顿正餐吃素食，其他时候都按正常饮食进行。这样不仅比较健康，而且对于大多数人来说也比较容易做到。且有研究证实，这样做的效果很好，不妨一试。

综上所述，任何一样食物都不是十全十美的，不管是肉类，"糖"和"脂肪"以及接下来要说到的牛乳，它们都是性质不同的种类。所以，不能绝对地说应该吃什么、不应该吃什么，必须对食物有个正确的认识，知道它们有哪些特点，然后根据自身的情况做出选择，这样才是科学的。

问题 4：牛乳到底该不该喝？

现在关于喝牛乳有两种看法，一种是提倡人人喝牛乳，另一种认为人尤其是成人根本不需要喝牛乳。这两者都太过极端，必须对它们进行折中，也就是要具体地、实事求是地看这个问题。

（1）牛乳的优点和缺点 其实牛乳本身是非常好的营养品，它含有丰富的蛋白质、钙、维生素 D、维生素 B$_{12}$ 等十分重要的营养素。但是，牛乳等乳制品中也含有较高的脂类，尤其是饱和脂肪酸以及胆固醇。所以，从这个角度看，成年人不一定要喝很多牛乳，否则会增加体内的脂肪和胆固醇的含量。但是对儿童则不然，儿童刚好非常需要所有的这些营养成分，包括维生素、胆固醇、蛋白质等，所以儿童需要多喝牛乳。

（2）脱脂牛乳解忧愁　随着食品工业的发展，牛乳不再只有鲜乳一种（鲜乳即刚从奶牛身上挤出的牛乳，它包含了牛乳的全部成分，也就是通常所说的全脂牛乳）。牛乳也可以经过提炼，例如把其中的脂肪、胆固醇去掉，成为低脂或脱脂乳制品，这样就只在其中保留蛋白质和维生素等，适合成年人来饮用。

（3）饮乳要适量　最后要提醒大家的是，不管是全脂牛乳或已经提炼过的牛乳，不管是儿童还是成人，饮乳都要控制合适的量，一天250～500毫升就可以了，而不要太多。

可见，儿童比成人更适宜饮乳；成人为避免脂肪和胆固醇的摄入，尽量不要喝全脂牛乳，而要喝脱脂牛乳，且量不要太多。

问题 5：吃肉也有讲究吗？

很多人都关心吃肉的问题，该不该吃肉，多吃还是少吃？什么肉该多吃，什么肉该少吃？针对这种情况，我们就来说说肉。

首先要对肉进行分类。大家常见到肉有红肉和白肉之分。具体来看，红肉是指牛肉、羊肉和猪肉；白肉指鸡、鸭等家禽以及鱼的肉。现在，整个营养界对肉类的基本共识是：少吃红肉，多吃白肉。那为什么红肉不太好而白肉相对较好呢？

（1）从脂肪的角度来看。主要原因在于红肉（尤其是牛肉）里含有很多脂肪，而这些脂肪基本上都是饱和脂肪酸。这也是红肉最大的特点。从前面可了解到，如果饱和脂肪酸高的话，热量就会高。而白肉如鱼、家禽肉中的饱和脂肪酸会相对低很多，对人体有益的 ω-3 不饱和脂肪酸含量相对较高。所以从脂肪的层面来讲，这是红肉与白肉的一个很显著的差异。

（2）从烹饪的角度来看。不少研究表明，直肠癌、胃癌等癌症与红肉的摄入量过多有一定关系。为什么红肉的摄入量多后会引起癌症呢？这是因为一般来说，中国人吃肉时经常会用高温来处理肉类，而在烧烤达到的几百摄氏度的高温下，肉里的氨基酸和肌酸会发生反应，生成一种叫异环胺（HCA）的致癌物质。另外，虽然炖、煮等方法不会超过100℃，但时间太长也不好。所以，如果经常食用烧烤或长时间熬制出来的红肉，就可能会引起胃癌等病症。这点是中国人应该特别注意的。

（3）肉类的杀菌。不论红肉还是白肉，都来自动物，因此就有可能把动物的疾病带给人类，如熟知的疯牛病、口蹄疫等。当然，目前能够真正引起疾病甚至致死的动物病菌还是比较少的，但是，也应该做好预防。在处理肉类时，如果温度不够就无法消灭病菌，而温度过高在杀菌的同时又引起其他问题。这就与上面所说产生矛盾。

一般来讲，普通的烹调温度已经把很多细菌杀死了。另外，低温消毒也是一个好方法，即不管拿到什么肉，都先放到冰箱里冷冻，这也是处理细菌的一个办法。

虽然肉类有如此多的缺点，可是绝不要把肉类"一竿子打死"，它也有不少的优点。

肉类含有丰富的蛋白质，不论红肉还是白肉，它们都提供了大量蛋白质。正如脂肪酸中有必需脂肪酸一样，蛋白质的基本构成单位——氨基酸中也有人类必需的氨基酸，也就是必须通过食物进行补充的氨基酸。但是，吃肉类以外的其他食物如植物类食物等，很难补充所有必需氨基酸。所以，从蛋白质的角度来说，肉类很重要。

肉类含有丰富的铁与维生素 B_{12}。肉类的含铁量很高，是补铁的最好来源。我们常看到有些人用牛肉炖的食物来给女性补血，这有一定的道理。因为牛肉中的含铁量很高，而铁对红细胞的生成很重要。维生素 B_{12} 的一个重要来源也是肉类，尽管人类对它的需求量不是太大，从其他食物中也很容易补充。

由此可见，并不能因为红肉有缺点就完全排斥红肉，要尽量注意吃瘦肉、不吃或少吃肥肉就可以。

相对来说，最好的肉类是鱼肉。因为它除了含有蛋白质、铁等营养物质之外，还能提供较高含量的 ω-3 不饱和脂肪酸。即使在长江等大型江河湖泊里生长的淡水鱼中也存在一定量的 ω-3 不饱和脂肪酸，尽管其含量不如深海鱼类高。

值得注意的是，如果鱼类生存的环境被污染了，再好的鱼肉也会给健康带来问题。所以在没有污染的前提下，从成分来讲，鱼类对男女老少来说都是最好的营养食品。

对于某些素食者来说，如果不吃肉，也可以从大豆等豆类以及坚果中补充蛋白质。

○ 本章要点

1. "清（青）水鱼"饮食原则：青，绿叶蔬菜；水，水果；鱼，鲜鱼。清水，大家要坚持每天多喝水。清水鱼，就是指要吃生活在清洁的、未受污染的水域里的鱼类和海产品。

2.膳食纤维、抗氧化物和 ω-3 不饱和脂肪酸共同存在、相互搭配的饮食，能保障营养均衡和健康长寿。膳食纤维、抗氧化物和 ω-3 不饱和脂肪酸，"营养三宝"一样也不能少。

3.通过一日三餐补充现代饮食中普遍缺乏的"营养三宝"（膳食纤维、抗氧化物和 ω-3 不饱和脂肪酸）以纠正和防止体内营养素的失衡就是健康饮食的秘诀。如果在超市购物时按照清单所列内容购买，并且每天选择每组中的 2 ~ 3 种食品作为三餐，则有助于摄入足够的"营养三宝"。

第八章
"大健康"话题

随着"大健康"时代的来临，如何保护身体健康、维持年轻态也越发受到关注。虽然现在很多人都在讲究健康、追求长寿，但是现实中大部分人很难抵抗各种各样美食的诱惑，往往无法从饮食上做到科学合理的调整。这与每个人的意识观念有关，为此，本章将从如何建立坚定的健康信念开始，然后谈谈当下几个比较热门的健康话题，例如肥胖、$PM_{2.5}$ 污染、不孕不育、癌症和肠道菌群，让大家进一步了解它们对健康的影响。

一、健康"三感"

我认为，要想做好保健，首先要在思想上引起重视，即培养"三感"——危机感、紧迫感和责任感。

1. 危机感

很多人在没有目睹发生在身边的一些悲惨事件的时候，就不会意识到危险离得有多近。事实上，每个人都处于患上这些慢性疾病的高风险之中。我国每天新患癌症病例达 1.2 万之多，而每天死于癌症的患者达 7500 人，平均每 7 秒就有 1 人患上癌症，每 12 秒就有 1 人死于癌症。全中国目前有将近 3 亿人患有各种心血管疾病，平均每 5 人中就有一名心血管疾病患者，每 10 秒就有 1 人死于心血管疾病。所以，仅仅癌症和心血管疾病这两种重大疾病的发病率和造成的死亡人数就已经非常可怕，更何况除了癌症和心血管疾病，目前还有很多发病率更高的病，如脂肪肝、肥胖、糖尿病等，患者人数都超过 1 亿。另外，包括阿尔茨海默病等多种慢性疾病也都在潜滋暗长。

值得注意的是，现在这些疾病不仅发病率很高，而且日趋年轻化，这些疾病的发病率和死亡率都在以倍数增长，而且增长的速度也在加快，人们患上这些慢性病的风险会越来越大。科学证据表明，这些慢性病的发生发展与我们的食物选择和饮食习惯息息相关。只要我们都生活在这个高风险的环境中，不管贫穷还是富贵，不论身份高低，不论男女老幼，都有可能会患上这些慢性疾病，所以我们每个人都要有高度的危机感。

2. 紧迫感

现在很多人尤其是年轻人，经常会说，我们还年轻，我们没有什么病症。事实上，并非只有老年人或者到某个年龄阶段才会患某种恶性疾病，现在很多疾病的年轻化趋势越来越明显，有些疾病如脑出血、心肌梗死、心律失常、恶性肿瘤等，可能并没有很明显的预兆或长时间的症状就会突然发生，致人死亡。所以，英年早逝的情况已经屡见不鲜了。

很多慢性疾病的早期没有明显症状，等到症状明显的时候治愈的空间往往就很有限了。因此，不要有侥幸心理，要尽量避免危机而不是处理危机，这才是最明智的做法。

再者，很多疾病的发生与患者早年的生活方式和饮食习惯都有很大关系。最近研究表明，青少年期的一些不良饮食习惯（尤其是某些营养素的摄入失衡）会大大增加成年后患上慢性疾病的风险。所以追求健康、预防疾病，要有紧迫感。

3. 责任感

有些人说，健康是我自己的，我健不健康，是我自己的事，与他人无关。是的，健康是你自己的，但其实又不只是你自己的，因为它可以影响到很多人，甚至是整个社会。一人患病，往往给家里带来经济与精神的负担，以及其他方面的影响，有一些家庭甚至就因为一个成员的重病而被压垮崩塌。

一人患病，甚至还可以影响到团体、社区和社会。比如，一个企业的领导倒下了，那就会对企业造成巨大的冲击，甚至会因此而导致企业的衰退甚至解散，从而影响成千上万企业员工的就业生计。

所以一个人的健康不只是属于自己的，与家庭和社会都存在紧密联系。追求健康不仅仅是对自己负责，也是对家人负责、对社会负责。因此，我们必须树立健康的责任感。

如果一个人有了健康的危机感、紧迫感和责任感，就会有动力去不断提高自己的健康素养，寻找科学有效的保健方法，坚持不懈地践行，最后定会收获健康！

二、肥胖严重威胁健康

很多人都知道，肥胖是由于体内脂肪过多造成的，具体地说，是脂肪细胞数量增多和脂肪细胞体积增大造成的。从解剖的角度来看，人体的脂肪可以分为两大类：一类在皮下，被称为皮下脂肪，平时常见的肥胖者通常是由于皮下脂肪比较多形成的；另一类分布在器官周围，例如心脏、肝脏和肾脏等的脂肪组织，起到保护器官的作用，正常人体内也有这些脂肪，只是含量的多少不同而已。在日常生活中，我们还经常看到很多男士都有"大肚腩"。其实，这根本不是富贵的象征，而是一种有着非常危险征兆的体形。

你知道哪里赘肉多最危险吗？答案是腹部，也就是覆盖在肠子上面的脂肪给身体带来的危险隐患最大。以前，大家认为这部分脂肪只是在储存能量，身上脂肪过多了就会跑到腹部储存起来，所以身上的脂肪越多，肚子也就越大。其实，这部分脂肪并不是在单纯地储存能量，哈佛大学医学院脂类营养研究中心的科学研究已经证实，这部分脂肪与很多疾病的发生都有十分密切的关系。

首先，腹部脂肪增多后，会影响脂肪的代谢、激素（例如胰岛素）的分泌、血液的黏稠度以及肠道微生态（肠道菌群）等。这也是为什么科学研究发现腹部脂肪的增多与高脂血症、脂肪肝、糖尿病、胰岛素耐受性、代谢综合征甚至癌症等都有关联的原因。

其次，腹部脂肪中的 ω-6 不饱和脂肪酸含量通常都比较高，会促进全身的炎症反应。而前面我们已经知道，炎症状况严重的话，患其他疾病的风险也会提高。可见，腹部脂肪对炎症比较敏感。

研究已表明，肥胖者通常体内伴有慢性低度炎症，而炎症的存在又可促进肥胖，两者相互影响，所以肥胖者是患慢性病的高风险人群。

既然知道了腹部的脂肪是我们身上最危险的脂肪，那么，如何知道它是不是超标了呢？现在，根据下面介绍的三项指标的测量结果，可以判断腰腹是否有多余的脂肪（是否超重或肥胖）。

1. 体重指数

体重指数（Body Mass Index，BMI）是目前国际上最流行的判断一个人是否超重或肥胖的指标。它的具体算法是用体重（千克）除以身高（米）的平方，即可得出 BMI。

一般认为，亚洲人的体重指数标准如下：

正常：18.5 ～ 22.9

超重：>23

肥胖：>30

但中国专家建议，中国人的 BMI 的正常值在 18.5 ～ 23.9，大于 24 为超重，大于 28 为肥胖。

但是，前面也说了腹部脂肪的超标比身体其他部位长脂更为重要，所以我们更关注的是如何衡量腹部的脂肪是否超标，而 BMI 只是从整体的角度衡量体重的指数，无法可靠衡量腹部的脂肪。所以，我们还得参考下面两个指标。

2. 腰臀比

腰臀比是指腰部最细的地方的周长除以臀部最宽的地方的周长得到的比值。腰臀比与患心脏病、中风和糖尿病等与脂类相关疾病的对应风险程度如表 8-1 所示。

表 8-1　腰臀比与患心脏病、中风和糖尿病等与脂类相关疾病的对应风险程度

性别	腰臀比	风险程度
女性	<0.8	理想
	0.8 ～ 0.85	存在风险
	>0.85	大大加强
男性	<0.95	理想
	0.95 ～ 1	存在风险
	>1	大大加强

3. 腰围

一般看来，亚洲女性的腰围在 80 厘米以下、亚洲男性在 85 厘米以下比较健康。

综合以上三种方法，在测量腹部脂肪时，最好将 BMI 与后两种方法结合使用才具有指导意义，尤其是量腰围这一方法更为简单方便。

总之，**减肥或控制体重（降低体脂）是降低患病风险的一个重要措施。**那么如何减去身上危险的脂肪？**最有效的两种途径就是运动和调节饮食，**而不要相信药物。据我所知，目前没有针对腹部减肥效果很好并安全的药物。中到高强度的运动是把腹部脂肪甩掉的一个较好的方法。当然，在运动的同时要配合饮食，也就是本书所讲的：控制整体能量的

摄入；尽量减少高糖食品、饱和脂肪酸、反式脂肪酸和 ω-6 不饱和脂肪酸的摄入量，而增加 ω-3 不饱和脂肪酸的摄入量；多吃粗粮以及新鲜的蔬菜和水果等。

三、抗癌新理念——营养干预

1. 当下癌症治疗存在的问题和挑战

中国癌症发病率在不断增高，死于癌症的人数也在不断增多。癌症已成为当下头号健康杀手之一。因此，癌症治疗康复问题也越来越受关注。

现在常规的癌症治疗有手术、化疗、放疗等，但所有的这些治疗，目前所达到的预后效果都不是那么理想。据《中国中医药报》2014 年发布的报告显示，中国全部癌症患者 5 年生存率（肿瘤患者经过各种综合治疗后，生存 5 年以上的比例）为 30.9%，整体处于较低水平（近年有所增加，约 40%）。也就是说，现在国内每 10 个接受治疗的癌症患者，只有 3～4 个能活过 5 年的。传统治疗方法还常常伴随严重的副作用，对肝肾、肠胃、骨髓等部位有不同程度的损害，给很多治疗后身体虚弱的患者带来不少痛苦。

科学家们一直在研发更有效的疗法。目前热门的新癌症疗法有靶向治疗和免疫治疗等。尽管它们带来了新的希望，但同时也存在很多新的挑战，包括治疗的有效性问题。事实上，真正有效的只有相当少的一部分。根据统计，药物治疗的有效率是 25% 左右，更不要提这些化疗和放疗本身都会导致很严重的副作用，有些体质较差的患者身体根本承受不住。另外，有些治疗方法即使有效，不少患者也很快会产生耐药性，也就是说同样的药在同一患者身上反复使用后，患者的癌肿慢慢对这种药就不会再有疗效反应了。

目前的癌症治疗目标，很大程度上还停留在把肿瘤细胞杀死、缩小肿瘤的层面上。但是其实，我们更应关心的是患者治疗后的整体健康状况，比如整体生存期与生活质量等。考虑到这些问题，我们就不能仅仅关注肿瘤本身，把肿瘤细胞杀死那么简单，更重要的是，如何能让患者活得好一点、活得久一点。

2. 抗癌新理念

目前研究表明，肿瘤的发生、发展，以及肿瘤的转移、复发都与营养代谢有非常密切的关系。研究发现，肿瘤细胞生长所需的营养物质，以及它们转移、复发需要的微环境与正常组织细胞所需的营养素是迥然不同的。在掌握这些差异的基础上，提供给患者适当的营养素来阻断肿瘤细胞的生长和转移的需要而增加对正常细胞的营养，对癌症患者的治疗和康复是非常重要的。

所以，在现有治疗方法的基础上，必须要把针对肿瘤细胞的代谢以及微环境的特点作为靶点建立有效的营养干预。具体来说，就是肿瘤细胞所需要的特定的营养条件，比如说需要很多的糖来提供它的代谢、支撑它的生长，还有增加脂肪的合成，利用脂肪合成来维持它的生长等，这些相关的代谢通路，都是可以作为营养干预的靶点。好比农田（人体）

里的谷物（正常细胞）和杂草（癌细胞），它们虽然生长在同一块土地上，但是它们生存和成长需要的营养和环境条件是不一样的。传统疗法就像除草剂（化疗药物），简单粗暴地把杂草杀死，然而杂草的根还在，"春风吹又生"，一旦得到合适的营养和环境，杂草就会疯狂地重新生长起来。使用除草剂的时候也难免会把部分作物一同杀死，这就是除草剂的副作用。营养干预的基本原理是在使用适量除草剂后，通过调整谷物和杂草的营养条件和生存环境，把杂草生长需要的特定营养物质和微环境完全去除，使农田变得只适合谷物生长，这样杂草会因缺乏所需的营养物质而萎缩甚至死亡。相反，谷物会因得到合适的营养物而茁壮成长。

尽管营养干预对肿瘤本身大小影响不大，不一定会有像化疗、放疗的缩小作用，但是它能抑制肿瘤的转移和复发。最重要的是它能改善患者的生活质量，也可以减少化疗、放疗的副作用，当然也有概率可以让肿瘤缩小，延长患者的生存期。哈佛大学研究人员利用以 ω-3 不饱和脂肪酸为主配合其他的一些营养素作为营养干预来调控肿瘤细胞的营养代谢（特别是脂代谢），以及把肿瘤的微环境作为靶点，来控制肿瘤的生长和转移，提高患癌动物的生存期，已经看到不错的效果。以对人体肺癌细胞的研究为例，降低 ω-6 不饱和脂肪酸与 ω-3 不饱和脂肪酸的比例后，肺癌细胞的入侵能力显著下降，证明了以降低 ω-6 不饱和脂肪酸与 ω-3 不饱和脂肪酸比例为营养干预的手段能取得良好的抗癌成效。

采用营养干预方法治疗癌症，目的不仅仅是控制肿瘤的生长或者转移，还有一个很重要的应用就是减少传统治疗方法的副作用，比如化疗、放疗常带来的对骨髓和胃肠道的负面影响。营养干预所采用的营养素是膳食纤维、蔬菜水果中的抗氧化物，以及 ω-3 不饱和脂肪酸，都是大自然的恩赐。而且和其他疗法比较，营养干预的成本低、花费少，不会给个人和家庭造成经济负担，也不会对患者造成生理和心理上的痛苦，是能真正惠及广大普通民众的。

当然除了吃得对，我们也不能忽视锻炼和健康心态对癌症治疗的影响。努力做到让自己动起来，让自己保持心情愉快、心境平和，这样营养干预的效果才能充分发挥出来。

所以，我希望营养干预能作为我们以后抗癌的一个重要部分，能够随着更多研究的发现，开拓出更有益于患者康复的方案，向改善患者生活质量、增加患者生存期的方向努力。

四、防止 PM$_{2.5}$ 危害人体健康的新对策

1. PM$_{2.5}$ 的危害

近年来频发的雾霾和其严重程度使 PM$_{2.5}$ 对人体健康的危害成为公众关注的焦点。雾霾的主要成分——PM$_{2.5}$，顾名思义，是直径小于或等于 2.5 微米的颗粒物，大约只有头发丝直径的二十分之一。这样的大小是什么概念呢？简单来说，就是我们体内的层层屏障都抵抗不了它的穿行。PM$_{2.5}$一旦被吸入，就能穿过鼻和咽喉，穿过支气管和肺泡。通过肺泡壁进入毛细血管，最后进入血液循环堆积并攻击全身各部位。哈佛大学研究人员曾用荧光素标记 PM$_{2.5}$，结果发现，

被标记的 $PM_{2.5}$ 能穿透肺部，进入并且滞留在心脏、脑、肝脏、肾脏、脾脏甚至睾丸等组织。$PM_{2.5}$ 对人体的呼吸系统、心血管系统、血液系统、神经系统和生殖系统等多个系统都有不可忽视的危害，呼吸系统受损会出现哮喘、气管炎甚至肺癌，心血管系统受损会出现心肌梗死、动脉粥样硬化、冠心病等，也可导致出生缺陷和减寿早逝。

那么，$PM_{2.5}$ 是怎么对人体造成损害的呢？在第一章中提到，慢性炎症是现代慢性病的关键病理基础之一。多项研究证实，这些组织中积累的 $PM_{2.5}$ 会在体内引发慢性炎症反应，同时产生过量的自由基，从而破坏体内的抗氧化防御系统，导致氧化应激损伤，最终引发组织细胞的伤亡和病变。另外，由于直径小、面积大、活性强，$PM_{2.5}$ 很容易吸附重金属（包括镉、铅和砷）等有害物质。当 $PM_{2.5}$ 进入体内时，附着的这些毒物也一并移居到体内各组织细胞，引起病变、癌变等。

2. 如何防治 $PM_{2.5}$ 带来的健康危害

目前常用的应对措施包括：减少室外活动时间，降低室外活动强度；使用空气净化器，种植绿色植物；外出时佩戴防尘口罩等。但是这些措施的有效性也是有明显局限的。首先，可以减少外出时间，但不能完全不出门；其次，佩戴防尘口罩虽然能阻挡一定程度的 $PM_{2.5}$ 进入呼吸道，但也容易造成缺氧，影响正常呼吸，这对老人、小孩和心脏有问题的人群显然不是福音。根治办法当然是从根源上治理雾霾。然而这是个长久工程，不是一朝一夕能完成的。

　　所以在目前的生活环境中，我们不可避免地会吸入或多或少的 $PM_{2.5}$。但是换个角度想，在没有办法短时间内改善雾霾环境、杜绝吸入 $PM_{2.5}$ 的情况下，是否能通过增强对 $PM_{2.5}$ 的抵抗力来减少 $PM_{2.5}$ 对健康的伤害呢？就好比我们无法阻挡水灾的发生，但是能修建和巩固大坝来减少水灾带来的损失。也就是说，即使吸入了 $PM_{2.5}$，如果我们能够不发病或者少发病，那就是非常理想的效果了。

　　已经知道，$PM_{2.5}$ 能引起体内氧化应激损伤和慢性炎症，从而导致一系列疾病。所以通过控制或者减少 $PM_{2.5}$ 在体内导致的慢性炎症，就有机会降低 $PM_{2.5}$ 带来的患病风险，提高防病能力。而抗氧化物和 ω-3 不饱和脂肪酸能有效抗击氧化应激和慢性炎症，保护细胞免受损伤。哈佛大学研究人员发现，分别在实验小鼠吸入 $PM_{2.5}$ 前后以高纯度鱼油形式补充 ω-3 不饱和脂肪酸，与没有补充 ω-3 不饱和脂肪酸的同种小鼠进行对比，补充了 ω-3 不饱和脂肪酸的小鼠体内的炎症反应显著较低，这证明 ω-3 不饱和脂肪酸对 $PM_{2.5}$ 引起的慢性炎症能起到预防和治疗作用。总结最近 10 年相关的随机试验和队列研究得出的结论也支持了特定营养素（包括 ω-3 不饱和脂肪酸、一些 B 族维生素、维生素 C 和维生素 E）抵抗 $PM_{2.5}$ 在体内引起的不良病理反应的有效性，这主要得益于这些营养素的抗氧化和抗炎症效果。

　　所以，建议大家一方面可以采用常用的预防措施来避免吸入 $PM_{2.5}$，另一方面从日常饮食中摄入一些对健康非常有益的、可以抗炎的营养物质，尤其是像 ω-3 不饱和脂肪酸之类的这些比较安全的营养素来提高身体素质，对付 $PM_{2.5}$ 所带来的健康风险，这样可以很大程度降低我们的患病概率。

五、肠道菌群与健康

谈起肠道菌群，也许不少人会认为它们不过是"寄肠篱下""无关紧要"的"外来户"。不可否认，我们是肠道菌群的衣食父母，为这些"外来户"提供了生存和繁殖的营养和环境。然而，这些"外来户"也不是住在我们的肠道里白吃懒住的。事实上，肠道菌群与我们的健康息息相关。最为大家熟知的应该是肠道菌群的消化和免疫功能。而随着近年来研究的深入，科学家们发现，肠道菌群还在人体的代谢疾病中扮演着非常关键的角色。

1. 人体肠道内的微生物

人体肠道内的微生物可以分为有益菌（共生菌）、有害菌和中性菌三大类。前面已经提到过，在肠道菌群平衡的状态下，有益菌在数量和比例上是占绝对优势的。但是肠道菌群的平衡状态被打破时，有益菌的生长繁殖被抑制，有害菌迅速发展壮大。迅速繁殖的有害菌会过量分泌一类称为内毒素的物质，例如脂多糖。内毒素进入体内被免疫细胞识别后会分泌多种炎症因子，使人体进入慢性炎症状态。慢性炎症能刺激脂肪合成的增加，造成脂肪过量积累，最终导致肥胖；同时引发胰岛素分泌紊乱，以及肌肉与肝等代谢组织对胰岛素的抵抗，最终发展成我们熟悉的糖尿病；慢性炎症还会破坏细胞 DNA 和干扰免疫系统对肿瘤细胞的监管能力，为肿瘤细胞提供一个适合其生存、增殖的微环境，促进癌症的发生发展。另外，最近研究表明，一些肠道细菌产生的物质进入血液后可到达大脑，影响大脑功能或诱发神经和精神方面的疾病。由此可见，肠道菌群失调与肥胖、糖尿病和癌症等多种慢性病的发生发展有关。

肠道菌群像人体内的一个特殊器官。它能敏感地感知人的饮食好坏，在自身受影响的同时，通过各种途径影响机体的各个方面。人若吃得好，同时也提供了丰富的营养和舒适的环境给有益菌，也就有更多的有益菌在肠道里繁殖，为人体的"健康长城"添砖加瓦；相反若吃得不好，营养不够，肠道环境变差，有益菌生存不下去，有害菌就会猖狂地挤兑有益菌，霸占它们的住处，趁机给人体肠道制造大量内毒素"垃圾"，最终损害人体健康。

2. 如何维持肠道细菌的平衡

从保健的角度出发，该如何去维持肠道细菌的平衡呢？从目前的研究看来，可以尽量减少肠道里那些可以产生毒素的有害菌，比如大肠杆菌；增加有益菌例如双歧杆菌和乳酸杆菌的数量和比例，维持有益菌的优势地位。那么，具体做法有哪些呢？

最直接，也可能是大家最为熟知的方法，就是直接食用益生菌。但是要注意的是，现在市场上的益生菌产品五花八门、良莠不齐，因此选择益生菌产品时应注意其是否安全可靠。

其实最好的办法还是通过改善日常饮食来达到更理想的效果。前面已经提到过，肠道菌群的组成和数量是受到饮食的调控的。所以人们可以通过健康的饮食，或者是增加某些营养素的摄入来减少有害菌数量，增加有益菌比例。

根据目前的研究，膳食纤维和一些不饱和脂肪酸能起到非常有效的调节肠道菌群的作用。哈佛大学实验室的研究及其他最新研究证实，ω-6 不饱和脂肪酸和 ω-3 不饱和脂肪酸对肠道细菌起到相反的调节作用。具体来说就是过量的 ω-6 不饱和脂肪酸会增加有害细菌如肠杆菌科细菌的含量，从而减少有益细菌如双歧杆菌的数量。相反，当增加 ω-3 不饱和脂肪酸的摄入量时，能产生内毒素的有害菌会减少而有益菌含量会增加。所以建议在日常饮食中通过增加 ω-3 不饱和脂肪酸的摄入，减少 ω-6 不饱和脂肪酸的摄入，来平衡这两种营养素的体内比例，从而把肠道菌群的组成和数量维持在对健康有益的状态。

3. 肠道保健原则

（1）保持健康均衡饮食。改变高糖高脂的饮食习惯，用粗粮取代精细粮食，多吃蔬菜、水果等富含膳食纤维的食物，多吃富含 ω-3 不饱和脂肪酸的食物，为有益菌的生长繁殖提供充足营养和合适的生存环境，增加有益菌的数量和比例。

（2）合理使用益生菌产品。留意它的成分和可能存在的副作用，建议咨询医师后服用。

（3）保持规律的作息。肠道菌群有固定的生物钟，作息不规律易打破其平衡。

（4）勿滥用抗生素。抗生素在杀死有害菌的同时也会杀死有益菌，滥用抗生素往往会滥杀无辜，殃及"池鱼"。

六、营养饮食与生育质量

生育质量包括了两个话题："生"和"育"。

先说"生"。除个人身体条件和年纪增长的因素之外，环境和营养对生育的影响也是普遍并且非常重要的。比如说，现在因为环境污染或者不健康饮食的影响，造成体内产生慢性炎症，包括一些妇女生殖系统的炎症。生殖系统的炎症就如同被污染的或贫瘠的土壤，种子不易发芽，从而导致怀孕的成功率大大下降。另外，营养素的失衡，尤其是 ω-3 不饱和脂肪酸的摄入过少，也被证明与一些男性的弱精、少精症有关。因此，不孕不育的情况并不少见。

要降低慢性炎症对生育的影响，除了避免空气、水和辐射等环境污染外，我们能做并且最需要做到的是饮食健康。前面已经提到，现代饮食造成了三对常见的营养素失衡，包括糖以及加工过的淀粉食品与膳食纤维的失衡、氧化物与抗氧化物的失衡、ω-6 不饱和脂肪酸与 ω-3 不饱和脂肪酸的失衡。这些营养素的失衡是诱发慢性炎症的源头。适育人群（尤其是女性）如果能平衡这三方面的饮食，在饮食上做到"三多三少"或者"三增三降"（增加 ω-3 不饱和脂肪酸的摄入、增加抗氧化物的摄入、增加膳食纤维的摄入，降低 ω-6 不饱和脂肪酸的摄入、降低氧化物的摄入、降低糖的摄入），就能很大程度上改善慢性炎症的状况，从而增加受孕率。平衡这些营养素同样有助于提高男性的生育力。科研已证明 ω-3

不饱和脂肪酸对男性的精子数量、形态和活力都有十分重要的影响。

再说"育"。怀孕过程长达十个月之久，如果在这过程中出现任何意外，对孩子的影响将会持续一生。所以要育好小孩，不能不考虑到胎儿的健康发育。要维持胎儿的持续健康发育，关键是要保证胎儿在整个发育过程中得到正常所需的营养素。遗憾的是，很多人对这个不是非常了解，也不一定能找到非常合适的方法和做法。其实做法并不复杂，并且是我们能做到的。比如说，很多人都知道胎儿的发育，尤其是大脑的正常发育需要补充叶酸和DHA。在怀孕前、中、后期补充适量的DHA，不但能保证胎儿神经系统以及产后婴儿的智力优化发育，提高抗病能力，还能促进产妇自身的产后康复，防止像产后抑郁症等问题。因此，补充适量营养素尤其是DHA对胎儿和产妇来说是非常必要的。

所以，不要以为饮食只是和温饱有关，它对胎儿的生长发育和孕妇的健康也同样重要。希望大家能多关注这方面的信息，提高这方面的健康素养。

○ 健康指南

生活方式与健康长寿

每个人都渴望健康长寿，影响人一生健康的常见因素有以下四个。

（1）遗传及生物因素：指人们体内的基因，这是先天决定、后天不可改变的。

（2）个人行为：涉及饮食、运动、人身安全（如开车等较为危险的事情）、性行为（如艾滋病的传染）、精神抑郁、吸烟、喝酒等方面。

（3）环境因素：指外界可以影响到人体健康的有害物质。例如，周围的环境里存在可能引起感染的微生物，化学物品的毒性暴露，放射性物质的辐射，以及洪水、沙尘暴等自然灾害的影响等。

（4）保健行为：则包括免疫接种（如接种疫苗）、体检、看医生的频率以及补充保健食品等。

这四大因素结合起来，共同影响人体的健康状况，决定人体是不是健康、会不会患病，或者患上某种疾病的风险是高还是低。

在这四大因素中，除了第一点是后天无法改变的以外，其他三个因素都是我们可以影响、主导并进行改变的。事实上，在每个人的生活中，这三个因素也都在时时发生变化。而这三个因素归结起来，就是人们常说的"生活方式和生活环境"。

那么，究竟人的生活方式与健康有多大的关系呢？

早在1972年，美国加利福尼亚州就对当地中年人做过一项科学研究。研究中列出下面7种常见的生活方式。

（1）每天吃早餐。

（2）每天有规律、均衡地饮食。

（3）每顿饭不能吃得太饱。

（4）适量饮酒，不过量。

（5）最基本的是不吸烟。

（6）有规律地进行锻炼。

（7）每天睡 7 ~ 8 小时。

然后跟踪参与的人群，看其究竟能做到这 7 个习惯中的几个，最后再比较他们的寿命长短，以了解生活方式和寿命之间的关系。结果发现，参与者能够做到的习惯数目和他们实际的寿命之间有很大的关系。

（1）做到 3 个或 3 个以下的，平均实际寿命 67 岁。

（2）做到 4 ~ 5 个的，平均实际寿命 73 岁。

（3）做到 6 个或全部的，平均实际寿命 78 岁。

虽然这个小小的研究是 20 世纪 70 年代进行的，这 7 个简单的生活方式还远不能完全包括全部的好习惯，但可以看出生活方式与健康和寿命之间的联系，生活方式健康的人，可以比生活方式不健康的人多活六七年甚至十几年，而且好习惯越多，寿命就会越长。

研究发现，即使是世界上以长寿著称的日本人，在移民来到美国夏威夷或其他地方，按照当地的生活方式生活后，也不如日本居民长寿。由此可见，基因只是决定健康的一个因素，更关键的因素是生活方式。

生活方式如此重要，我们应该怎么做呢？

随着经济的飞速发展、生活水平的提高，中国人（尤其是生活在城市里的人）不仅在饮食习惯方面发生了改变，而且在交通工具、体力活动、生活压力、环境污染等诸多方面都发生了巨大的变化。为了提高身体的整体健康素质，降低患病风险，让我们在健康的跑道上跑得更快、跑得更远，就要努力做到以下 12 个好的生活习惯。

（1）最基本的是不要吸烟。

（2）不能过多喝酒（不酗酒）。

（3）饮食要均衡、多样化，但要低盐、低糖、低胆固醇，多水果、多蔬菜、多鱼 (请参照本书饮食原则)。

（4）适量运动。

（5）控制好自己的体重。

（6）避免过多的精神压力，学会减压。

（7）注意日常的安全问题，如避免酒后驾车、开车时系上安全带，以及工作上的安全措施等。

（8）尽量避免接触有毒的物质、紫外线以及致癌的化学物质，否则即使一个人各方面都做得很好，但所处的环境非常危险，那他的健康状况也不会好。

（9）进行性行为时要戴安全套，避免传染，因为有些疾病可以通过性行为传播。

（10）定期进行选择性体检，并及时打预防针进行免疫。

（11）保证充足的睡眠。

（12）每天喝足量清洁的水。

○ 健康问答

问题 1：如何选择适合自己的运动？

　　运动不论对于哪个年龄阶段的人来说，都非常重要和必要。但要注意的是，运动的方式多种多样，不同的人适合不同的运动。例如，有些人适宜散步，有些人适宜跑步，有些人适宜打保龄球或高尔夫球，有些人适宜游泳等。但不管进行什么样的运动，对人的健康都是有好处的。因为运动能带给人有益的影响。

　　总体来讲，运动从两方面对人体产生有益的影响：一是从精神调节方面，起到这方面作用的运动并不需要很大的运动量，像保龄球、高尔夫球的运动量即可满足；二是从改善生理功能方面，如通过运动改善心血管系统功能等，这些运动的运动量则要达到一定的标准。

　　以实现促进心脑血管系统的作用的运动为例，它要达到以下指标：首先需要流汗耗氧，还要能够引起心率加快。也就是说，运动要有一定的强度、一定的时间，引起人的心率加快。打保龄球、高尔夫球等运动就无法达到像游泳、跳绳、骑车等运动在这方面的效果了。

　　真正能够引起心率加快、起到改善生理功能的运动包括三个阶段：第一阶段，热身；第二阶段，运动；第三阶段，慢慢恢复。但这三个阶段的进行也要因人而异。

首先，脉搏加快到多少才适宜？一般来说，脉搏要加快到个体所能承受的最大心率的 70% ~ 75%，在这个范围内的锻炼更有利于心脏功能的锻炼。那么，每个人所能承受的最大心率是多少？用 220 减去你的年龄就可得出。举例来说，对于一个 20 岁的人来说，他所能够承受的最大心率是 220 − 20=200，即 200 次／分；具体到他最合适的运动心率，可用 200 分别乘以 0.7 和 0.75，即可得出他运动时最适宜的心率范围，即 140 ~ 150 次／分。

其次，运动量也因人而异。一般来说，从结束热身、进入真正的运动阶段（即心率开始加快的时候）起，最少要持续进行 20 分钟，且每周最少进行 3 次（天天运动当然更好）。但对于从来不运动的人来说，不要一下子达到这个强度，可以从 5 分钟开始，再到 10 分钟，如此慢慢往上加，感觉自己能够适应后再达到这个强度。

另外，有潜在的心脏病或者已经患上心脏病的人千万要小心。不少人在剧烈运动后由于心脏承受不了而晕倒，甚至来不及抢救而死亡。所以，进行这样的运动之前一定要对自己的身体有个详细的了解，或者一定要从小运动量慢慢开始，看看自己能否适应。

问题 2：健康体检要注意些什么？

随着生活水平的提高，人们的健康意识也越来越强，例如会为了健康主动体检。很多单位也越来越人性化，把体检当作福利送给员工，每年组织一两次大型体检，从头到脚，进行非常全面和完整的检查，有时体检单上的项目看几分钟都看不完。这种关心健康、预防疾病的意识非常好，但这样全面、综合的检查有没有必要？

我认为全面体检并不见得有必要。因为每个人、每个阶段的状况并不同，患不同疾病的风险也不一样，因此应根据自己的年龄层和身体状况，有选择地进行体检。这里要注意体检与看病并不一样，患者可以选择一年看多次医生，同医生聊自己的生活习惯和所发现的健康问题，医生则会给出一些建议；体检则要更有选择性、更慎重。具体来说，为什么体检要有选择呢？

（1）要对费用的付出、可能的风险与体检后的好处进行比较。这里说的体检是针对健康人的，而不是针对已经患病的人的。全面的体检通常花费较大，需要几千元甚至上万元的费用，如果不能起到应有的作用则是极大的浪费。可能对于有些人来说，并不在乎几千元钱，即使是这样，也要考虑它所带来的风险，如是否会引起感染甚至交叉传染，检查出的不正常情况是否有价值（因为任何检查都很可能查出不正常的情况）等。尤其对于关心健康的普通百姓来说，更要衡量一下体检的费用、可能的风险以及益处。

（2）检查可能会出现假阳性结果。没有一个检查仪器会 100% 准确，能达到 90% 以上就已经很了不起了，所以体检结果总会多多少少出现错误。不过，一旦查出了阳性，为了弄清是否真的存在这个问题，就必须进行造影、病理检查、取样等具有创伤性的检查和 CT 等多种检测。经过这么一个复杂的过程，本来没病的人也可能真的有病了；或者花了大笔的钱，最后的结论却是什么病都没有。假阳性的结果给检查者带来的是巨大的经济支出和身心备受折磨的过程。

（3）人本身存在个体差异。每个人由于年龄、家族遗传史、生活习惯和职业的不同，身体状况也不相同，因此体检的项目也应该有所区别。例如婴幼儿会经常测量身高和体重，因为这两项指标对于他们的生长发育来说极其重要，但对成年人就没有必要了。如果有人有糖尿病、乳腺癌等家族遗传的病史，那么他们也应该多做这方面的检查；某些疾病还跟个人的生活方式有关，如果有人经常吸烟、喝酒，那么他们也要多了解自己的肺和肝的情况。另外，一些疾病与个人的工作性质相关，如果经常接触到有害物质（比如煤矿工人），就应该多检查自己的肺部，看是否有呼吸道、肺部的疾患。总之，体检项目的选择应因人而异。

（4）不要把健康完全依赖于体检。现在很多人把自己的健康状况完全依赖于体检，而忽略了已有病症。例如，有人刚刚做完全面的体检，体检结果一切正常，就认为自己很健康，不会有问题了。而其实他近期一直在便血，但由于血便是一阵阵的，在体检的时候刚好没有查到，这样他就容易忽视这个很重要的症状。因此，大家不能把体检作为自己健康的保证，而应该多注意自身的感觉和症状，必要的时候及时去看医生，这样远比没有目的、大规模地进行体检保险，因为体检极有可能把你的健康问题隐藏起来。

（5）难以确保体检医生的水平。体检结果的准确与否与检查医生的水平有直接关系。也许本身存在健康问题，但医生水平有限没有查出，自己也会误以为自己很健康，贻误病情。总之，花大量的钱进行体检，还不如去医院里找相关的专科医生交谈，了解卫生保健的知识，从生活习惯等方面进行调整，并进行有选择性的检查。

具体到各个检测项目来说，哪些体检是有必要的呢？

首先要检查免疫情况，看一些必要的疫苗是否已接种。对儿童来说，接种疫苗应该作为必须做的项目；对老年人、体弱的人也可以接种预防流感、肺炎等的疫苗。某些疫苗的受种者，在一段时间后需接受加强针来加以巩固。另外，婴幼儿还可以进行甲状腺、消化系统等代谢性、不易觉察的疾病的筛选、排查。

老年人还要定期检查大便，看看有没有潜在的出血等肉眼看不到的情况发生。进行心电图的检查，可以及早发现心律不齐等心脏潜在的问题。血压的检查很简单，但对于预防心血管疾病很有帮助。

对女性来说，要进行阴道刮片和镜下检查以便在早期排查妇科疾病；进行乳腺造影、透视以早期排查乳腺癌等。

定期检查视力和听觉。其中，对眼压的检测可以有效地早期发现青光眼。因为青光眼的发展非常缓慢，即使查出了眼压升高，但真正对视力产生影响也是在一二十年之后了。所以如果有眼痛、眼睛感到疲劳等症状，尤其是40岁以后的人，更应该进行这方面的检测。

一般来说，抽血检查一年一两次即可，不用太频繁。X射线胸片或CT影像检查两三年一次即可，但对于经常吸烟或有职业因素影响的人可以一年进行一两次，但要注意，一年之内做X射线胸片检查太多次也不好。

问题3：什么情况该去看急诊？

谁都不想有事没事就跑去看急诊，因为不仅费钱费时，还要来回折腾，很麻烦。但是不管平时保健得怎么样，有些关于急诊的问题是一定要知道的。如果没有意识到哪些症状重要、哪些症状不重要，就很容易进入两个极端，要么太过敏感，一点小毛病都跑去看急诊；要么碰到很严重的问题而忽视了，没有及时就诊，就很可能会错过最好的诊疗时机，造成严重的后果。

当然，什么时候看急诊也有很多个人因素在其中，既要考虑到年龄、病史、曾经诊断过患哪些病的风险，也要考虑到当天做了什么特殊的事情，或者在一段时间内有没有改变生活方式等。针对这些特殊的情况，我们比较容易判断是否应该马上就诊。除此之外，有些症状是我们日常容易忽视但非常重要的，尤其对老年人来说更要注意。

（1）胸痛。胸痛有很多种，其中一种是神经性的疼痛，像是表皮的刺痛，过一段时间就会消失。很多人都曾有过这种疼痛，这也不是我们应该关注的。我们真正应该重视的胸痛就像被大象的一只脚踩在胸上一样。因为这种压迫性的感觉是心肌梗死的一种症状，非常危险，所以一旦出现这种情况就应该赶快去急诊。

另外，还要注意这种胸痛与反胃引起的胃灼热不同。胃灼热通常都是由于食物的原因而产生的，并且没有被压迫的感觉。

同时，手臂、肺部或腹部等部位出现的疼痛应该被考虑并作为判断不同病症的因素，因为这很有可能是心肌梗死引起的反射性、非典型性疼痛。

（2）气短。尤其对于老年人来说，气短是心肌梗死的征兆之一。一般来说，有规律的呼吸频率较慢，不会超过 20 次 / 分；气短则是由于肺进行气体交换的时间和容量都不够，出现的呼吸不足、呼吸加快的情况。

所以,如果在没有运动的情况下呼吸频率超过 20 次 / 分,就最好去看急诊。

（3）心率过快。如果在不运动的情况下，心率超过 120 次 / 分，且长时间如此，那就是心脏有问题的一个危险征兆，可能发生心律失常或心肌梗死。

（4）心悸。心率过快是一种脉搏的增快，而心悸时会感到心慌，或者能感觉到自己的心跳。倘若年龄在 40 岁以下，且第一次产生这种感觉，那么一般在 15 ~ 20 分钟后，这种感觉就会自行消失，因为这可能只是一种神经性症状，而且有时这种情况可能是由于喝了太多的咖啡或茶、服用了某些药或者精神紧张而引起的。上述这些都不是病态的情况,不用考虑急诊。但是，如果年龄超过 40 岁，而且出现心悸症状时伴有头晕、眼花的感觉，那么情况就比较危险了，应该赶快去急诊。

（5）腹痛。刚才提到有时心肌梗死也会引起腹部的反射性疼痛，不过一般情况下，腹痛的紧急性不如胸痛。因为除了急性胰腺炎以外，一般腹部疼痛都是缓慢进展的，例如由于肠道问题而腹痛。所以相对来讲，它不如一刻不能停歇的心脏产生问题而引起的疼痛情况紧急。当然，遇到剧烈的持续性腹部疼痛也是不容忽视的。

（6）出血。大家都知道，如果一般的处理不能停止外伤出血的话，就要赶快去急诊。但这里要提的是,如果一个人的呕吐物中带血或者便血，则说明身体内部在出血，应马上去急诊。这种情况不像外伤时对于出血量较为清楚，只有到医院后才可以检查出是不是还在出血、出了多少血等，并能对此进行处理。否则，内部不断出血就是一个潜在的危险。

（7）晕厥。有些人因为低血压而不能充分给大脑供氧导致晕厥。这种情况在年轻人中也可能出现，但对于年轻人来说一般属于良性，不会有很严重的后果。不过，当老年人出现晕厥的情况时，一定要马上将其送去急诊。因为这意味着他们的心脏或者血压出现了问题，需要马上处理。

（8）短暂性心肌缺血。这种心肌缺血并不是很典型的心肌梗死，具体症状是：突然间某个部位没有感觉，出现短暂的知觉消失，例如面部、手臂、腿部等；或者突然间意识模糊、想不清楚、说不出话以及眼花等。虽然它只是由于供血不足引起的局部缺血，还没有引起心肌梗死，但这种症状也是非常需要注意的，出现这些症状要立即去急诊检查。

（9）头痛。头痛的种类很多，这里指的是非常剧烈的头痛。对于年纪大的人来说，脑出血的一个症状就是剧烈头痛。这是非常危险的一种情况，需要马上去急诊。

大家都知道，如果遇到自己无法处理而且比较紧急的情况时，一定要赶快去急诊。除此之外，上文对一些在生活中容易忽视但如果错过时机就会引起严重后果的症状进行了总结，希望引起大家的重视，因为这些疾病的发生都是迅速而且致命的。

问题4：如何判断保健产品是否安全有效？

医学杂志以及电视、报刊等媒介播出或刊登关于保健品的信息时，经常会说"××对防治×××很有效"，但一般很少有人去追究它是如何有效的，这就给了商家可乘之机。

（1）合适的对照。从科学的角度来看，能够显示产品有效性的证据就是合适的对照。如果找不到可以比较的对照，就无法判断该产品是否真的有效。所以，如果看到某保健品是针对某种疾病或对某症状有效，就要追问一下：它的有效性的得出有没有对照？是同什么对照的？对照不使用该产品而使用其他产品的人群是否能够达到同样的效果？用过它的人群与不用它或者用安慰剂的人群相对照的差异是否显著？如果答案是否定的，就不能说它有效。这也是判断保健品有效性的一个比较简单的方法。

（2）信息的来源。事实上，很多产品都会说自己有依据，甚至搬出对照。当我们遇到这种情况时仍要冷静，追问这些依据的可靠性。

判断依据是否可靠很重要的一点是看信息的来源和发布者，要知道很多信息都可能带有个人的偏见。

例如发布信息的人是否同该产品有利益上的关系，是否受到该厂/公司经济等因素的影响等。所以，在判断保健品时，消费者首先要问信息的来源和出处。

（3）安全性同样要看对照。实际上，不管是药品还是保健品，都没有绝对的安全，这个安全是相对而言的。所以，对安全性的判断也涉及对照的问题。老百姓也要对此多画个问号，不要轻信保健品的广告和宣传。

○ 本章要点

1. 要健康，首先要培养坚定的健康意识，也就是保健"三感"——危机感、紧迫感和责任感。

2. 肥胖是多种严重慢性疾病的风险因素，控制体重是降低患病风险的重要措施。

3. 以 ω-3 不饱和脂肪酸为核心、以肿瘤细胞的营养代谢和微环境作为靶点的营养干预措施可作为癌症防治的新手段。

4. ω-3 不饱和脂肪酸等营养素能降低 $PM_{2.5}$ 引起的体内氧化应激损伤和慢性炎症，从而对抗 $PM_{2.5}$ 对人体健康的危害。

5. ω-3 不饱和脂肪酸能增加肠道有益菌的数量，减少有害菌的数量，从而调节肠道菌群的平衡。

6. ω-3 不饱和脂肪酸能降低环境污染或营养不均衡产生的女性生殖系统的慢性炎症，也能提高男性精子活力，因而有助于提高生育质量。

| 附录

哈佛医学院专家：治疗新冠病毒肺炎，清除病毒和炎症管理要双管齐下

《人民日报》客户端旅游频道 2020-02-13 15:46

突如其来的新冠病毒肺炎疫情牵动着所有人的心，一场关乎国民生命健康的疫情防控战正在如火如荼地展开。在当前严峻的形势下，减少外出、避免接触已成为大众加强自我防护的良好习惯。临床治疗上迄今仍无特效药，还是以抗病毒和支持疗法为主。如何能增强疗效，改善治愈率是大家非常关心的问题。哈佛医学院麻省总医院脂类医学与技术研究中心主任康景轩教授指出，除了抗病毒外，调控好肺部炎症的发生发展对治疗和康复都至关重要，需要高度重视。

据了解，康景轩教授是全球脂类医学与营养基因组学领军人物，国际 Omega-3 研究学会主席、中国教育部长江学者讲座教授、著名华裔科学家，在 2005 年、2006 年两次获得诺贝尔生理学或医学奖提名。康教授长期致力于研究脂代谢失衡在慢性病发生发展中的作用，尤其在平衡脂代谢与调节慢性炎症反应、脂肪代谢失衡和肠道菌群紊乱方面的研究造诣很高。

康教授指出，此次新冠病毒肺炎是一种由新型冠状病毒引起的急性呼吸道传染病，其基本病理是肺部炎症。新冠病毒入侵肺上皮细胞后，

引起病毒繁殖和细胞破坏，触发局部免疫应答及炎症反应，导致肺泡的换气功能下降，并诱发全身性的病理改变。因此，肺部炎症反应的高低，直接决定了新冠病毒肺炎的症状轻重甚至预后发展。如何有效调控好肺部的免疫炎症反应，使之能够在潜伏期"起得来"、进展期"控得住"、康复期"退得快"，应该成为新冠病毒肺炎防治和康复高度关注的新问题。

潜伏期"起得来"：激起免疫炎症反应消除病毒

肺部炎症反应是人体为了清除病毒等外来物质的一种防御机制，适度的炎症反应有助于健康的恢复。如果将人体比喻为一个国家，当遇到新冠病毒这个"外敌"入侵时，其现役国防力量——人体自身的免疫炎症反应会快速启动，体内的吞噬细胞就像边防部队打前锋保卫战一样，把入侵的病毒"外敌"击败，清除病毒。如果吞噬细胞能够把体内的病毒快狠准地清除，那么就不会引发后续更大的炎症反应。

然而，平时有心肺功能降低、免疫功能受损的人，自身免疫系统较弱，就难以形成有效的免疫应答；感染新冠病毒后，病情进展可能会更快。

进展期"控得住"：免疫反应过犹不及

尽管正常的免疫炎症反应对人体是一种保护，但过度则会造成肺部甚至全身器官的损害。如果把新冠病毒比喻为零星的火花，人体肺部相当于一个"火盆"。当这个火盆里没有"助燃剂"（炎症因子）时，火苗会自动熄灭，不会酿成大火；但如果火盆周围有很多干草或其他"助燃剂"，火苗就立马燃烧起来，而且火势（病症）会越来越大，此时通过灭火器（抗炎物质）才能灭火。通过这个例子不难理解，新冠病毒感染会加速肺部细胞炎症因子聚集，但炎症水平过高则会带来更明显的炎症反应损伤，加快病情进展。如果能将肺部炎症的"助燃剂"控制恰当，就能减轻肺部炎症反应及其造成的损伤。

临床上经常发现尽管有些患者的感染程度相近，但在病理、预后上会有很大差异，其根本原因也是在于患者肺部的炎症反应程度不一样。同理，由于那些原本就有基础疾病的患者体内炎症因子基因表达更活跃，当感染新冠病毒时，体内所激发的肺部炎症水平会更高，病情往往进展会更快。因此，临床治疗上除了要考虑如何杀灭病毒、控制病毒再繁殖以外，积极控制肺部炎症反应也是有效控制病情的关键。

康复期"退得快"：炎症消退必不可少

免疫系统在对抗外来物时引起的急性炎症损伤，若久久不退会变成慢性炎症反应，持续的炎症可能对体内细胞和组织造成损伤。以肺炎为例，在炎症管理是一个升和降的过程，主要分两段，第一段是当炎症升高的时候，要控制其上升的速度和高度；第二段是要快速地消退炎症，而且要消退干净，不留下太多坏死的细胞在里面，否则有可能引起器官局部的更大损伤和纤维化的病理改变等其他问题。

事实上，对于慢性炎症反应其产生的物质可以诱导一些病理基因的表达，从而构成疾病发生、发展所需要的物质条件和基础。作为一种持续存在的刺激，慢性炎症反应犹如温水煮青蛙般，尽管看不到明显症状，但它的存在就像一根导火线，随时能引爆癌症、糖尿病、心血管病、阿尔茨海默病等多种慢性病的发生。所以，控制炎症反应、让其尽快消退，这两个重要的过程都要兼顾。在急性肺炎基本控制后，要尽快帮助患者快速消退炎症，避免转成迁延的慢性炎症。

炎症反应的影响因素及控制措施

康教授指出，炎症反应程度除了与病毒数量、病程时间有关，还与患者基础疾病史、脂类炎症介质的状况（以 Omega-6 脂肪酸为代表的促炎物质与以 Omega-3 脂肪酸为代表的抗炎物质在体内的含量及比值）、体内氧化应激状态及自由基水平、肠道菌群与宿主的交互作用等四大因素有关。

针对此次新冠疫情，康教授建议通过合理的营养强化干预途径迅速增加体内的 Omega-3 脂肪酸水平以恢复脂代谢平衡，以降低促炎因子而增加消炎因子的生成；增加抗氧化物摄入以切断自由基与炎症反应的恶性循环，同时补充益生菌和益生元来促进肠道菌群平衡、减少内毒素形成及进入血中。如果能在评估上述因素的水平、比例后，再制订针对性的干预方案，那对炎症反应控制和整体健康维护都会有更好的效果。这种做法也同样适合于大众人群降低患病风险。

最后，康教授表示，要战胜疫情，除了全民要严格按照国家相关规定，做到尽量杜绝再传播，减少病毒进入人体外，公众要尽量将身体调节到很好的状态，这样即使病毒进入人体，炎症反应并不激烈，重病变成轻症，轻症变成不发病，从而达到一种整体上更好的效果。相信大家很快就能战胜疫情，重归正常生活。

中医药为何在本次抗疫中"大显身手"？哈佛教授指出关键一点

《21 世纪经济报道》2020-02-20 20:47

此次中西药抗炎异曲同工。

有报道称，新型冠状病毒与 2003 年的 SARS 病毒不同，有些病人早期发病并不十分凶险，甚至症状轻微，但后期会突然加速，病人很快进入一种多脏器功能衰竭的状态，其原因是病人体内可能启动了炎症风暴。

炎症风暴，即细胞因子风暴，是由感染、药物或某些疾病引起的免疫系统过度激活，一旦发生可迅速引起单器官或多器官的功能衰竭，最终威胁生命。

细胞因子风暴在 SARS、MERS 和流感中都是导致患者死亡的重要原因，在本次疫情中，细胞因子风暴也是引起许多患者死亡的重要元凶。

近日，曾两次获得诺贝尔生理学或医学奖提名、长年研究炎症的哈佛教授康景轩在接受 21 新健康专访时表示，不管现在还是将来，控制炎症对于降低新冠病毒肺炎病死率以及促进病人康复，都有着很重要的作用。

哈佛医学院麻省总医院脂类医学与技术研究中心主任康景轩教授，曾在 2005 年、2006 年两次获得诺贝尔生理学或医学奖提名。

康景轩指出，此次抗疫过程中，中医药发挥了重大的作用，其中很大一部分原因是中医药在治疗过程中做到了"抗炎"，但没有系统性地全面铺开，而西药在治疗过程中也没有针对性抗炎的方案。为此，他建议在抗新冠病毒肺炎中，除了抗病毒外，必须加强系统性针对炎症的治疗，把抗炎作为新冠病毒肺炎的基本治疗方案。

值得注意的是，中国科学院副秘书长周琪院士 2 月 15 日在国务院联防联控机制新闻发布会上表示："科研人员正在筛选一些老药抑制炎症因子风暴出现，包括部分已经证明在风湿病等领域有效的药物。有一些前期经过验证的、对细胞水平有作用的药物已经部分做了临床实验。"

01 建议加强炎症管理

21 新健康：您为什么会提出治疗新冠病毒肺炎要注意炎症管理的建议？

康景轩：现在很多常见疾病背后都有炎症反应。新冠病毒作为一个病因、引发因素，是新冠病毒肺炎的一个开关而已，真正的问题、要害，也是在于肺部的炎症。在临床处理上，更多时候必须要针对肺部炎症以及系统性炎症进行治疗。但很遗憾，好像在这方面，尤其是前一段时间，有针对性的方案还是不够有力或是不多的。

我们需要把注意力集中在处理这个炎症的问题上。不管现在还是将来，要降低新冠病毒肺炎的病死率以及疾病对病人的影响，都必须做好炎症方面的控制。

很多疾病，包括癌症，其引发原因到现在都不是很清楚，其危害性就是治不好会死亡，所以大家才紧张。对于新冠病毒，我们现在也不是完全对付得了，但若能够处埋好因为病毒侵入所引起的病理改变，也就是说把炎症反应控制好，其危害性也就可以控制了，不会有太大危险。所以，对于新冠病毒肺炎的治疗，除了尽可能采用对付病毒的措施，我认为应该集中全力在肺炎问题的处理上。

近期在美国从事微生物学和肿瘤学研究的医学科学博士吴军，也谈到了新冠病毒肺炎与自由基的关系，他的观点我比较认同。新冠病毒肺炎的危害，在一定程度上确实与过激的免疫反应制造出大量自由基，从而引起细胞和器官损伤有关。自由基的产生又加重了炎症的发生发展，所以它们两者之间有一种不可分割的关系，在临床上如何去应对这些问题，才是关键。（编者注：自由基，又称"游离基"，指化合物分子在光热等外界条件下，共价键发生龟裂而形成的具有不成对电子的原子或基团。人体内过多的活性氧自由基会产生破坏作用，导致正常细胞和组织的损坏，从而引起多种疾病，如心脏病、阿尔茨海默病、帕金森病和肿瘤等。）

21 新健康：炎症管理在后续的新冠病毒肺炎患者治疗、康复中有哪些影响？

康景轩：现在大家都以抗病毒为主，忽略了抗炎，但别忘了，肺炎是这个病的要害，所以我们单纯抗病毒还不够，必须要抗炎。不管是对这个疫情，还是对将来的健康，包括很多慢性疾病，都与高炎症体质有关。所以控制好炎症状况，对很多疾病管理来说是一个关键措施。所以我认为，从人体抗病来讲，一方面要建立好抵抗力或免疫力，另一方面要控制好炎症，就是要抗炎，把炎症反应压到最低。

21 新健康：加强抗炎会不会引起药物的耐药性？

康景轩：抗炎和使用抗生素不是一回事，抗生素（杀菌或杀病毒药）可以抗炎，但抗炎不一定要用抗生素。炎症可由不同原因引起，常见的急性炎症多由病原微生物，即病原体（如细菌或病毒）引起的，另外还有体内的病理因素或创伤、蚊虫叮咬等，也可以引起炎症。

对于病原体引起的炎症，可以通过控制病原体来抗炎，即把这个病原体杀死，通过杀菌、杀病毒来消灭炎症的源头。在人体免疫力很强的情况下，小范围的炎症使用抗生素杀死病原体后，剩下的交给免疫力，炎症也就消退了。

但新冠病毒肺炎是一个病毒性肺炎，不能用抗生素，除非肺部在有严重炎症情况下诱发了细菌感染。控制病毒引起的炎症，不能滥用抗生素，所以这里没有涉及药物耐受。当然，如果乱用了抗生素，也可能会出现耐药问题。

至于抗病毒是否会出现耐药，如果病毒本身发生变异，有可能一些原本有效的药物，在病毒变异后又没效了。

简而言之，抗病毒治疗有可能会出现抗生素耐药问题，但我们这里所说的炎症病理控制，是指用非抗生素药物来调控自身炎症反应，主要是抑制炎症因子的生成，不涉及抗生素药物耐受。

21 新健康：刚才您提到的抗炎的两个方面，一个是抗击病原体，一个是调控本身炎症反应。就这个病原体方面，目前新冠病毒肺炎的病毒机理仍不明确，我们看到的信息是说这个病毒还没有产生突变，但是也不排除，所以从病原体来说您有什么看法？

康景轩：有关这个病原体，病毒同细菌是不一样的，首先要搞清楚这一点。如果单纯是病毒且没有变异的话，那人体免疫系统可稳定地产生相应抗体，这样病人在同病毒斗争的过程中，会产生有针对性的武器，可有效应对病毒。即使它以后再进来，已产生的抗体也能够消除这个病毒，不会再度发病。

但一旦出现变异，当然就会产生新的问题，等于又一种新病毒进来了，这就是大家比较担心害怕的问题。但这个情况通常不多见，也不可能那么短时间内就从 A 病毒变异成 B 病毒，也就是说原来的新冠病毒变成异型新冠病毒了，目前看还没有这种证据。当然，如果有的话，就是一个比较严重的问题，我们必须要高度警惕。

如果新冠病毒没有那么快变异（通常都是没那么快），那我们对付好这个新冠病毒，就基本上能控制这个疫情了。

02　中西药抗炎异曲同工

21 新健康：此次抗疫过程中，中医药的介入治疗了很多病人，您怎么看中医药在此次抗疫中起的作用？

康景轩：这实际与我现在强调的抗炎非常相关了。我也注意到，中医药发挥了不错的作用。它所用的很多方案，其实就是抗炎方案，虽然中医没有说到与西医所讲的完全是同一个炎症反应，但其实是有相对应的。

西医里的急性炎症，中医指的是热毒，其清热解毒基本都是抗炎的作用；另外，中药里有很多具有抗氧化能力的物质，其实就是清除自由基，这些中药成分或中药的作用，对控制炎症是非常有利的；有一些中药成分还可以直接调控炎症的一些通路反应。所以，中医药在临床上能起到很多作用，更证明了控制炎症的重要性。

21 新健康：抗炎具体也是一个用药过程吧？具体用哪些药？

康景轩：对，要抗击病毒引起的炎症，首先要清除或者杀灭病毒，其本身也是一个抗炎过程，可以把源头堵死。例如说，我们打开水龙头造成大量水溢出，关掉水龙头是很重要的事情，而已经流出来的水要清除干净，也很关键。如果放出来的不是水，而是汽油，那就千万不要点燃它，而是考虑怎样才能把它迅速弄干，不烧起来。前面的切源措施就是用杀病毒药，后面的消扫方法就是用抗炎或消炎药。

其实现在临床上的处理方案，基本上都集中在抗病毒，没有一个很好的针对炎症的干预方案，或者说不把抗炎当作基本治疗方案。很多时候都是等到有问题了（比如炎症风暴）才开始对症处理，这就是我所关心的问题。虽然临床上中医药可能有一定的抗炎作用，但它没有针对具体炎症指标，没有明确的抗炎疗效评估标准。

如果我们明白了炎症发生发展的原因，就可用针对性药物来控制炎症。如老药阿司匹林，本来也是一种抗炎药。

脂肪代谢产生的一些介质在抗炎中非常重要，其中Omega-3脂肪酸（如EPA和DHA）不仅可抑制炎症的发展，还在促进炎症消退过程中都有重要作用。这些新的研究发现，很多人都不大了解，需要高度重视！

其实，有很多通路都可以控制炎症反应。基本策略是，一方面减少促炎因子的产生，另一方面增加抗炎物质的生成来控制整个过程，所以临床上必须认真应对，要做好相关方案。

但目前比较遗憾，还没有这样一个思路和相应安全有效的方案。西医涉及一部分，比如说用一些激素，也是想控制炎症反应的，但是大剂量或长期使用激素有很多潜在问题；中医药也有一些抗炎作用，但没有同西医结合好。

所以，我认为中西医要好好整合。建议临床上把中西两方的抗炎药物整合起来，从各个环节各个通路来评估，构建一个科学、安全有效的抗炎方案。

21 新健康：目前在治疗方面，针对轻中度症状有瑞德西韦等药物；在重症方面，康复者血浆能有效杀死新冠病毒，而且从目前数据看，新增确诊病例数等在下降，您怎么看当下的疫情发展趋势，拐点是否即将到来？

康景轩：瑞德西韦主要是抗病毒药物，其临床试验结果现在还没出来，我不作置评。

用康复病人的血浆输给一些危重病人，这是可能的方案，但不是所有人都能从中获益。因为使用康复病人血浆，主要是期待它里面已产生对抗病毒的抗体，如果真的有很高浓度的抗体，确实可以帮助危重病人，因为危重病人的免疫力受损，产生不了抗体来对付病毒，所以在控制病毒方面这是一种快速有效的方案。

但问题是，有多少人的血型能跟危重病人吻合的？首先，输配血浆或全血需要进行血型配对，匹配的才能用。另外也有很多未知因素，如康复者血中抗体浓度有多高？不高的话即使输入也没用。而除了抗体，康复者血中会不会还带着其他一些东西，比如说炎症因子？是否会引起不良反应？所以这个方案在执行的时候，很多方面都要慎重。

对于拐点问题，我个人判断它其实已经到来了，虽然不是非常明显，但我对这个转变还是蛮乐观的，这个疫情应该已慢慢在可控范围内了。

21 新健康：第六版诊疗方案里提到，重症患者严重者除了"快速进展为急性呼吸窘迫综合征、脓毒症休克、难以纠正的代谢性酸中毒和出凝血功能障碍"外，还可出现"多器官功能衰竭"。这些是否从炎症角度解读？

康景轩：是的，所有这些都与肺炎有关，或者说都起源于肺部的炎症。由于肺炎的急剧发展，可直接或间接地导致局部和全身性的严重后果，所以，从头到尾，控制好炎症的发生发展非常重要。